Simon Flem Devold

Morten, 11 Jahre

Simon Flem Devold

Morten, 11 Jahre

Gespräche
mit einem sterbenden Kind

Verlag Urachhaus

Titel der Originalausgabe:
Morten 11 år
Møte med et barn som snart skal dø

Aus dem Norwegischen von Julia D. Cremer

ISBN 3-8251-7190-6

1998 erschienen im Verlag Urachhaus

Umschlaggestaltung: Walter Schneider
Druck: WB-Druck, Rieden

Eines Tages, es war im Oktober 1988 in Skjetten, kam ein Mann nach Hause und entdeckte, dass seine Tochter mit seinem Computer gespielt hatte. Auf dem Bildschirm war ein Brief zu lesen – ein kleines Evangelium, geschrieben von jemandem, der mitten im Leben steht. Er umfasst alles, was ich wissen muss, solange ich hier auf Erden lebe. Er hängt über meinem Schreibtisch und sieht so aus:

Lieber Simon,

ein Mann ist das Glück für ein Kind, ein Kind ist das Glück für eine Frau, eine Frau ist das Glück für ein Herz, ein Herz ist das Glück für Gott, Gott ist das Glück für die Menschen, und wir sind das Glück für die Erde.

Ane Solberg Nydal, 7 Jahre

Vorwort

Aus vielerlei Gründen musste dieses Buch sehr schnell zustande kommen. Ich hätte sicherlich manches anders gemacht, wenn ich mehr Zeit gehabt hätte. Wäre es nach mir gegangen, so hätte ich auch viel von dem geändert, was über mich selbst darin steht. Das aber hat Morten ausdrücklich verboten. Es ist *sein* Buch. Morten bekam das Manuskript vorgelesen. Er wie auch seine Eltern haben es so für richtig befunden. Sie wollen, dass dieses Buch erscheint. Dafür möchte ich Morten – einem meiner besten Freunde, die ich je hatte – danken und auch seinen Eltern, die ich bewundere.

Oslo, Ostermontag, 17. April 1995
Simon Flem Devold

Til Morten

jeg har hørt om deg
i avisen det er fint at
du har nen foreldere som
brynseg om deg og
at du ikke gruer deg
til og då det er jo
ikke så fert for du
kjener det ja ikke

Fra

Victoria

1

Lieber Simon!

Hier wirst du einen seltsamen Brief bekommen; denn jetzt will ich dir etwas schreiben, worüber ich lange nachgedacht habe. Zuerst hatte ich keine Zeit. Dann hatte ich auf einmal enorm viel Zeit, war aber so schwach, dass ich eine ganze Weile überhaupt nicht schreiben konnte. Jedes Mal, wenn ich an diesen Brief dachte, habe ich innerlich mit dir geredet. Du hast das wohl nicht gemerkt, aber ich glaubte, du würdest es doch hören. Manchmal meinte ich sogar, deine Antwort zu hören. Hoffentlich findest du mich nicht dumm, weil ich so etwas denke.

Jetzt liege ich in meinem Bett im Krankenhaus und habe es ganz gut. Klar, dass es mir mitunter ziemlich schlecht geht, aber daran habe ich mich irgendwie gewöhnt. Das hätte ich nie für möglich gehalten.

Ich dachte, ich sollte dir erzählen, dass das Krank-Werden auch manchmal etwas Gutes haben kann. Nicht,

---

An Morten

Ich habe von dir in der Zeitung gehört. Prima, dass du nette Eltern hast, die dich gern haben und sich um dich kümmern, und dass du dich nicht davor fürchtest zu sterben. Das ist ja auch nicht so schlimm, weil du ja nichts davon merkst.

Von Victoria

dass man sich wünschen sollte, krank zu werden, aber es ist nicht immer nur schlimm und traurig.

Was mich betrifft, ich bin so krank, dass ich wohl nicht mehr sehr lange leben werde. Das finde ich traurig, weil das Leben im vergangenen Jahr viel besser geworden ist. – Doch nun werde ich also erzählen, worüber ich eigentlich schreiben wollte.

Früher hätte ich dir wohl geschrieben, dass es mir ziemlich schlecht geht oder dass ich einsam bin. Das war damals. Besonders zu Hause. Mama und Papa hatten immer so viel zu tun. Sie arbeiteten und arbeiteten. Ich bin Einzelkind und war meistens allein. Ich bekam ziemlich viele Sachen geschenkt; keiner meiner Freunde hatte so viel wie ich. Ja, natürlich wünschte ich mir all diese Dinge, aber viel wichtiger wäre es mir gewesen, es manchmal zu Hause ein bisschen gemütlich miteinander gehabt zu haben.

Ich war ziemlich gut in der Schule, und darauf waren meine Eltern sehr stolz. Sie sagten, ich sei intelligent, und gerade so einen Jungen hätten sie sich gewünscht. Es fehlte mir also nicht an Lob.

Doch dann wurde ich sehr krank, vor etwas mehr als einem Jahr. Seither bin ich im Krankenhaus. Vielleicht war ich auch genauso lange zu Hause, und es kommt mir nur so vor, als sei ich die ganze Zeit im Krankenhaus gewesen. Anfangs glaubten die Ärzte, ich würde in wenigen Wochen sterben. Sie sagten es mir nicht, doch ich erfuhr es später.

Und jetzt kommt das Gute an meiner Krankheit: Plötzlich war es ganz anders mit Mama und Papa und mir. Sie waren fast die ganze Zeit bei mir, oder wenigstens einer von beiden, und sie sagten mir oft, wie lieb sie mich hätten; davon hatten sie früher kaum etwas gesagt. Ich hatte auch nie darüber nachgedacht; erst jetzt kam es mir, also hinterher. Ich glaubte nicht, dass sie mich auch nur ein bisschen lieb gehabt hatten, bevor ich krank wurde.

Doch in diesem Jahr haben wir so viel miteinander geredet, meine Eltern und ich. Nach und nach konnten wir fast über alles sprechen. Da erzählte ich ihnen, dass ich früher sehr einsam war. Sie sagten, sie hätten nicht begriffen, wie wichtig es ist, dass wir drei beisammen sind. Sie hatten so gute Positionen in ihrem Beruf, doch jetzt haben sie »zurückgeschraubt«, wie sie sagen, weil sie es wichtiger finden, mit mir zusammen zu sein.

Ist das nicht seltsam: Sie sagen, sie hätten gemerkt, dass sie selbst auch mehr Zeit miteinander verbringen müssten. So habe ich ihnen gesagt, sie sollten, wenn ich tot bin, nicht wieder anfangen, mehr zu arbeiten, weil sie ja jetzt sähen, dass es schöner ist, beisammen zu sein und einander lieb zu haben.

Ja, ich schreibe einfach drauflos, doch nun reicht es wohl. Ich weiß, dass mir nicht mehr viel Zeit bleibt, das ist sicher. Worüber ich mich aber freue, ist, dass ich etwas entdeckt habe, was ich einfach nicht herausfinden konnte, solange ich noch gesund war. Und das haben auch meine Eltern entdeckt. Sie weinen manchmal, wenn sie hier sind, aber ich für mein Teil bin sicher, dass wir uns wieder sehen werden.

Also, falls du Lust hast, mich zu treffen, ist es wohl besser, du beeilst dich ein bisschen. Ich verrate dir mal meine Adresse. Die brauchst du aber niemandem weiterzugeben.

Morten, 11 Jahre

Er hatte recht. Das war ein seltsamer Brief. Ich erhalte viele seltsame Briefe, viele kluge Briefe von Kindern. Aber dieser war seltsamer als die meisten, die ich sonst bekomme. Seltsam war auch, wie er zu mir gelangte. Das war am 8. Februar 1995.

Es klingelte. Wir wohnen in der sechsten Etage in einem großen Haus und haben einen kleinen Bildschirm, auf dem wir sehen können, wer klingelt. Ich sah eine Frau, und als ich »Hallo« sagte, antwortete sie, sie müsse mir etwas geben. Ich musste sie also heraufkommen lassen, obwohl ich gar nicht gerne am Schreibtisch gestört werde.

»Ich habe einen Brief für Sie bei mir. Wenn Sie Zeit haben, wäre es schön, Sie könnten ihn lesen, während ich hier bin.«

Wir gingen ins Wohnzimmer, weil es in meinem Büro so unordentlich und hässlich ist, dass keiner hinein darf; nicht einmal meine Enkelkinder. Ich will nicht, dass sie sehen, dass ihr Großvater es nicht schafft, Ordnung zu halten. Sie wissen es übrigens trotzdem.

»Möchten Sie einen Kaffee? Ich habe welchen fertig.«

»O ja, gerne. Ich werde ihn wohl brauchen, während Sie lesen.«

Als wir jeder unsere Tasse hatten, gab sie mir den Brief, und ich begann zu lesen. Sie saß ganz still. Trotzdem spürte ich ihre Unruhe. Sie trank keinen Schluck von ihrem Kaffee, saß die ganze Zeit nur da und schaute mich unverwandt an. Als ich den Brief gelesen hatte, brauchte ich eine kleine Pause. Sie saß noch immer still und sah mich an. Ich ging in die Küche und holte Kekse, ließ mir etwas Zeit, bevor ich zu ihr zurückging.

»Wenn ich es richtig verstanden habe, so ist das der

Brief eines Elfjährigen. Ein ganz besonderer Elfjähriger. Ich bezweifle nicht, dass dies seine eigenen Worte sind, aber man kann an der Handschrift erkennen, dass er ihn nicht selbst zu Papier gebracht hat.«

»Er ist zu schwach, um selbst zu schreiben. Aber er hat ihn diktiert, Wort für Wort.«

»Und Sie haben für ihn geschrieben?«

»Ja. Ich bin seine Mutter.«

Es trat wieder eine Pause ein. Sie zog ein Taschentuch heraus und putzte sich die Nase. Ich aß einen Keks.

»Gestern Abend bat er mich, den Brief zu schreiben. Er hat nicht gesagt, ich solle ihn persönlich abgeben – ich hätte ihn genauso gut mit der Post schicken können. Er diktierte ihn nur und bat mich, ihn vorzulesen, damit er sicher sein könne, dass er so geworden ist, wie er ihn sich vorgestellt hat. Aber ich brachte es nicht über mich, den Brief mit der Post zu schicken. Das wäre so unpersönlich geworden. Vielleicht ist das nicht leicht zu verstehen, aber ich habe so ein merkwürdiges Gefühl, so als läge der ganze Junge auf diesem Blatt Papier. Ich konnte ihn einfach nicht in einen Umschlag stecken und in den Kasten werfen. Also gab ich heute Morgen seinem Vater, meinem Mann, den Brief zu lesen. Wir waren uns darüber einig, dass ich den Brief selbst überbringen sollte. Wir wussten ja, wer ihn bekommen sollte. Aber wir begriffen auch, dass dies ebenso sehr ein Brief an uns beide ist, an seine Mutter und seinen Vater. – Es war nicht leicht, hierher zu kommen.«

Wieder wurde es still. Ich hatte nichts zu sagen und schwieg.

»Sie sagen, er sei ein besonderer Elfjähriger. Ich kenne keine anderen Elfjährigen, kann das also nicht beurteilen. Ich kann wohl aber sagen, dass er ein besonderer

Mensch ist. Nur hatten wir kaum darüber nachgedacht; nicht vor dem vergangenen Jahr. Sie werden sich wohl Ihr Teil über uns denken, wenn Sie dies lesen.«

»Das tue ich.«

»Ich weiß nicht, was Sie denken. Ich kann nur sagen, es ist leicht, uns zu verurteilen.«

»Wenn es etwas gibt, das ich ganz ehrlich sagen kann, dann dies: Auf die Idee bin ich nicht gekommen. Ich denke, dass auch Sie beide ganz besonders sind. Es gibt nicht viele Mütter, die mit einem solchen Brief selbst zu dem Empfänger gegangen wären.«

»Wir haben in diesem Jahr einiges gelernt.«

»Hat er viel mit Ihnen darüber gesprochen, dass er sich einsam und vernachlässigt fühlte?«

»Bis dahin hatte er es nur mal kurz erwähnt. Als er den Brief diktierte, sprach er zum ersten Mal so direkt über das, was in der Familie vorgegangen war, ehe er krank wurde. Sie können sich vorstellen, wie es für mich war, da zu sitzen und zu schreiben, Wort für Wort, und es ihm anschließend noch vorzulesen. Er ist sehr bestimmt und will nicht, dass irgendjemand etwas an dem ändert, was von ihm kommt.«

»Finden Sie, dass er hart ist Ihnen gegenüber?«

»Daran habe ich nie gedacht. Es war hart, aber es war nicht so von ihm gemeint. Er ist einfach ehrlich. Ich glaube, er hat das Gefühl, es muss alles geklärt und bereinigt sein.«

»Er muss wohl eine ganze Weile nachgedacht haben, ehe er diesen Weg fand, es auszudrücken: es jemand anderem als Ihnen zu erzählen, Sie es aber auch erfahren zu lassen. Dafür brauchte er einen Adressaten, dem er den Brief schicken konnte, und das bin nun ich. Ich bin für viele Kinder zum Ansprechpartner geworden. Jetzt habe ich den Brief gelesen und verstanden. Er ist an Sie und mich, es ist wohl kein Brief, der gedruckt werden soll. Die meisten Briefe, die ich bekomme, stehen niemals in der Zeitung. Sie sind nicht für die Öffentlichkeit bestimmt.«

Sie fasste mich am Arm.

»Doch, das ist es, was er will und was auch wir wollen. Dieser Brief soll von vielen gelesen werden. Er will mehr damit, als bloß uns erzählen, wie es ihm geht und wie es früher war.«

»Hat er Ihnen ganz klar gesagt, er wolle ihn in der Zeitung stehen haben?«

»Ich bin gar nicht darauf gekommen, ihn das zu fragen. Wir sprachen nichts weiter, nachdem ich den Brief vorgelesen hatte. Aber Sie können ihn selber fragen. Sie sehen ja, er möchte gerne, dass Sie ihn besuchen.«

Til Morten

klassen vår har lest om
deg Jeg synes at det var et
fint brev du skrev. Det er litt
rart å tenke på at du skal
dø så ung. Men det var sikkert
fint for deg å få være så
mye sammen med foreldrene
dine Mormoren min er død Hun
døde av kreft. De var få IT
når hun døde. Derfor synes jeg
synd på foreldrene dine Men
det er en ting somer fint å
tenke på. I himmelen får alle som
har det vond får det godt.

Hilsen Marte Elisabeth

2

Morten war aus dem Krankenhaus entlassen worden. Er lag also zu Hause, als ich ihn zum ersten Mal besuchte.

Gleich vorab muss ich sagen, dass Morten sehr bestimmt ist in seiner Art. Er hat ganz klare Ansichten und weiß, was er will. Hat er sich einmal für etwas entschieden, so ist es zwecklos, mit ihm darüber argumentieren zu wollen. Von Anfang an gab er mir deutlich zu verstehen, dass alles, was ich über ihn schreibe, seinen Vorstellungen zu entsprechen habe. Nun, es ist sein Leben. Das respektiere ich. Aber mitunter kann das auch Probleme machen, da auch ich mein Leben habe, in dem es möglicherweise Dinge gibt, die ich nicht vor aller Welt ausgebreitet wissen möchte, selbst wenn ich sie Morten erzählt habe. Aber er erlaubt es nicht, irgendetwas an dem zu verändern, was wir gesagt und notiert oder auf Band

---

An Morten

Wir haben in der Klasse von dir gelesen. Ich finde, du hast einen schönen Brief geschrieben. Es ist schon etwas seltsam, sich vorzustellen, dass du so jung sterben musst. Aber es war sicherlich schön für dich, so viel mit deinen Eltern zusammen sein zu können. Meine Großmutter ist tot. Sie ist an Krebs gestorben. Es war schrecklich, als sie starb. Deshalb tun mir deine Eltern leid. Aber etwas freut mich auch, nämlich dass alle, denen es schlecht geht, es im Himmel gut haben werden.

Viele Grüße, Marte Elisabeth

aufgenommen haben. Nur in ganz wenigen Fällen hat Morten entschieden, dass etwas unter uns bleiben soll.

»Ja, wer kommt denn da«, sagte Morten, als seine Mutter mich in sein Zimmer geführt und uns allein gelassen hatte. »Ich habe mir schon gedacht, dass du kommst. Du bist ja so neugierig.«

»Woher weißt du das?«

»Du hast es selbst in der Zeitung geschrieben. Aber du wirst wohl langsam so alt, dass du dich nicht mehr an das erinnerst, was du einmal geschrieben hast.«

»Du liest also meine Artikel?«

»Ich lese schon seit einigen Jahren Zeitungen und habe auch ziemlich viel ausgeschnitten. Der rote Ordner da im Regal ist proppenvoll. Ich weiß also ungefähr, wie du bist. Und jetzt bist du vermutlich neugierig auf mich.«

»Das bin ich. Aber das ist nicht unbedingt der Grund für meinen Besuch. Du hast mir einen schönen Brief geschickt.«

»Du gehst doch wohl nicht zu jedem nach Hause, der dir schreibt. Da hättest du ja eine ganz schöne Lauferei.«

»Das tue ich sicher nicht; aber dieser Brief war anders als die meisten Briefe, die ich sonst bekomme.«

»Ja, man kriegt wohl nicht jeden Tag Post von einem, der bald sterben wird. – Worüber ich mit dir reden wollte: Du schreibst immer wieder, dass du dich mit den Briefeschreibern befreunden könntest.«

»Ja, wenn sie das möchten.«

»So, dann denke ich, dass du mein Freund werden kannst, wenn du willst. Das wollte ich dir schon längst schreiben, aber es kam bisher nicht dazu. Ich habe nämlich herausgefunden, dass es für mich ganz schön sein könnte, einen erwachsenen Freund zu haben.«

»Ja, ich würde dich auch gern zum Freund haben.«

»Jetzt bin ich aber enttäuscht. Du schreibst doch sonst immer, dass du erst gehörig darüber nachdenkst, bevor du dich mit jemandem anfreundest.«

»Manchmal brauche ich nicht lange nachzudenken. Ich habe deinen Brief jetzt mehrmals gelesen und habe den Eindruck, dass ich dich kenne. Du bist genau derjenige, den ich gerne zum Freund hätte.«

»Jetzt sieht du aber nicht gerade danach aus, als würdest du dich sonderlich freuen, du siehst eher so aus, als wolltest du gleich anfangen zu weinen. Das sollst du hier aber nicht. Schließlich bist nicht du derjenige, der sterben wird!«

»Ich weine in letzter Zeit so leicht. Ich weine, weil ich einen Freund verlieren werde.«

»Es muss nicht heißen, dass du mich verlieren wirst, wenn ich sterbe. Außerdem hast du bestimmt noch viele andere Freunde. Schau mich an! Ich hatte noch nie einen Erwachsenen zum Freund; richtige gleichaltrige Freunde allerdings auch nicht. Irgendwie habe ich nicht einmal Papa und Mama gehabt, nicht vor letztem Jahr. Jetzt wirst du verstehen, wie viel ich erlebt habe in diesem Jahr, in dem ich krank war.«

»Ja, ich fange an, es zu begreifen.«

»Nun wird wohl gleich meine Medizin kommen, du musst also vielleicht gehen. Aber ich dachte mir, du könntest immer mal wiederkommen. Falls du mich interviewen willst, ist das auch in Ordnung.«

»Danke für das Angebot.«

»Du hast doch mit ziemlich vielen Kindern, über die du berichtet hast, gesprochen. Nun, wenn du mich interviewst, nimmst du am besten Papier und Stift dazu. Es soll nämlich genau so werden, wie ich es gesagt habe, nicht irgendetwas Erfundenes. Du kannst auch einen Kassettenrekorder mitbringen, damit dein Arm nicht lahm wird vom Schreiben. Ich rede nämlich manchmal ziemlich viel. Da gibt's so manches, was ich sagen will.«

»In Ordnung, ich werde beides mitbringen, Schreibzeug und Bandgerät.«

»Du bist ja Journalist, da hast du wohl, was du brauchst. Ich wollte auch Journalist werden. – Ach ja, jetzt ist diese Medizin dran.«

»Eines wollte ich dich noch fragen. Willst du, dass ich deinen Brief in der Zeitung drucken lasse?«

»Ja, was dachtest du denn? Ich glaube, es ist gut, wenn die Leute erfahren, was so geschieht, wenn man krank wird.«

»Ist recht; dann wird er nächsten Samstag abgedruckt.«

»Wart mal kurz. Falls du sie brauchen kannst: Die Kassette hier kannst du mitnehmen, da kannst du hören, was wir hier gesagt haben. Ich nehme ziemlich oft das auf, was die Leute sagen, ohne dass sie davon wissen.

»Das ist allerdings nicht ganz legal.«

»Aber ziemlich interessant. Sie können mich ja ins Gefängnis werfen, wenn sie wollen.«

Det var jeg som kom på ideen
å sende brev til deg. lereren vår
Leste opp brevene dine og jeg
ble helt dradd med jeg synes
det er urettferdig at du skal då
men hvis du ikke vil dø
da trenger du ikke å dø. Så
lenge du tror. Hvis du vil dø
da vet ikke jeg.

Lykke til morten

Hilsen eirik

3

Am Samstag, den 18. Februar, stand Mortens Brief dann in der *Abendpost*. Den Dienstag darauf war ich bei ihm.

»Na, bist du zufrieden mit der Platzierung?«

»Es war schon etwas seltsam, ihn gedruckt zu sehen. Aber mir hat's gefallen. Hoffentlich liest ihn jetzt auch jemand.«

»Darauf kannst du dich verlassen! Es haben mich so viele Leute angerufen, die alle etwas zu dem Brief und seinem Schreiber sagen wollten.«

»Genau genommen habe gar nicht ich ihn geschrieben.«

»Aber du hast ihn verfasst, und was du formuliert hast, haben die Leute verstanden. Ich bekam einen Brief von einem achtzigjährigen Mann; er heißt Håkon. Der Brief ist kurz und lautet: ›Es ist anregend zu lesen, was Kinder schreiben können. Hätte ich so schreiben können wie ihr alle, ich wäre ein großer Schriftsteller geworden. Schreibt, Kinder, schreibt!‹ – Viele Erwachsene sagten

---

Es war meine Idee, dir zu schreiben. Unser Lehrer hat deinen Brief vorgelesen, und ich war ganz mitgenommen davon. Ich finde es ungerecht, dass du sterben wirst, aber wenn du nicht sterben willst, brauchst du das auch nicht. Solange du glaubst. Wenn du aber sterben willst, dann weiß ich auch nicht.

Viel Glück.
Herzliche Grüße, Eirik

mir, sie fänden dich mutig, klug und ehrlich. Manche waren sehr gerührt, und einige Eltern sagten, sie begriffen jetzt erst, dass sie keine Ahnung hatten, was es für ihre Kinder bedeutet, wenn die Eltern so mit ihrem Beruf beschäftigt sind. Seltsam, dass viele Erwachsene gar nicht darüber nachdenken.«

»Es gibt wohl viele Kinder, die so sind wie ich. Die sprechen nicht darüber, sie verstehen es ja selbst nicht ganz. Ich habe geglaubt, es müsse alles so sein. Aber so war es ja nicht. Vielleicht fangen ein paar Kinder jetzt an, ihren Eltern etwas mehr darüber zu erzählen, was sie von so viel Alleinsein halten. Hoffentlich haben nicht nur Erwachsene meinen Brief gelesen. Er war nämlich mehr an Kinder in meinem Alter gerichtet.«

»Die haben ihn gelesen, darauf kannst du dich verlassen. Aber sie rufen mich nicht unbedingt gleich an. Ich glaube, sie sind zu gut erzogen, wollen nicht stören. Aber ich weiß, dass du dir auch gleichaltrige Freunde gewonnen hast. Ein Lehrer rief mich an und erzählte, sie hätten deinen Brief in der Klasse gelesen, und viele seiner Schüler wollten dir jetzt schreiben. Ich bringe dir die Briefe, sobald ich sie bekommen habe. Ich habe ihm allerdings auch gesagt, du seist vielleicht zu schwach, um sie zu beantworten.«

»Schlimmer ist, dass ich auch nicht so viele lesen kann.«

»Die lese ich dir dann vor. Da habe ich wenigstens einen Grund herzukommen.«

»Ja, ich habe mir schon gedacht, dass du nicht bloß mir zuliebe kommst. Du tust es wohl vor allem für dich selbst.«

»Manche glauben, ich sei so lieb und hilfsbereit. Das ist aber nicht wahr. Du kannst ruhig wissen, dass ich um meinetwillen herkomme. Es ist schön, seine Freunde zu treffen, und du bist mir ein sehr naher Freund geworden.«

»Dazu noch einer, den du nicht mehr so lange hast.«

»Darüber mache ich mir kaum Gedanken; wenn ich hier bin, denke ich nur an das, was jetzt ist.«

»Vielleicht sind wir beide ziemlich ähnlich. Selbst wenn du sechsmal älter bist als ich.«

»Das weißt du also auch?«

»Ja, stell dir vor, das weiß ich auch. Du erzählst sehr viel von dir in der Zeitung. Besonders, dass du Geburtstag hast und solche Sachen. Du willst vermutlich Geschenke bekommen.«

»Eigentlich finde ich dich manchmal ganz schön frech, noch dazu jemandem gegenüber, der sechsmal so alt ist wie du.«

»Das kommt daher, dass ich fast nur mit Erwachsenen zusammen war, meistens aber ganz allein gewesen bin. Ich hatte nie richtige Freunde in meinem Alter.«

»Ich glaube, viele Gleichaltrige, die deinen Brief lesen, empfinden dich als ihren Freund. Deshalb wollen auch einige von ihnen dir schreiben.«

»Es ist schon schade, dass ich sie nicht treffen kann, jetzt, wo ich endlich ein paar Freunde gefunden habe. Du kannst ihnen aber ausrichten, dass es mir oft schlecht ging, es jetzt aber viel besser ist. Und das Gute ist: Wenn es mir nicht mehr so schlecht geht, kann ich mich im Grunde gar nicht mehr erinnern, dass es mir einmal schlecht ging. Mama und Papa und die Leute im Krankenhaus, die erzählen bloß davon.

Es passiert so viel Merkwürdiges, wenn man richtig krank wird. Wir haben solche Angst davor, aber es ist nicht so schrecklich, wie wir glauben. Am schlimmsten ist es zu Anfang, bevor du dich dran gewöhnt hast. Da denkst du, du wirst vielleicht noch kränker, und es wird dir noch schlechter gehen. Aber allmählich merkst du: Jetzt bin ich so krank wie nur möglich, es kann nicht mehr schlimmer werden.«

»Was dachtest du da?«

»Ich dachte: Jetzt bin ich todkrank. Das war zu der Zeit, als ich ganz weg war und sie glaubten, ich würde nichts mehr hören und nichts mehr denken. Doch ich hörte, was sie sagten, und dachte eine ganze Menge. Das kannst du den Menschen ausrichten: Selbst wenn wir so krank sind, dass keiner glaubt, wir würden überhaupt noch etwas merken, so merken wir doch ziemlich viel. Damals habe ich kapiert, dass ich wirklich sterben werde. Ich habe gehört, wie der Arzt es Mama und Papa sagte.«

»Es muss schlimm gewesen sein, das zu hören.«

»Es war gar nicht schlimm, weil ich es mir schon längst gedacht hatte. Ich war doch schon weit hinaus über alles Mögliche. Manchmal glaubte ich, ich sei schon tot. Ich glaube auch jetzt noch, dass ich es war. Ich war tot, und ich habe etwas erlebt, als ich tot war. Aber davon kann ich dir ein andermal erzählen. Damals wurde mir klar, dass ich dir schreiben und mit dir reden sollte.«

»Das hast du herausgefunden, als du tot warst?«

»Das klingt wohl seltsam für jemanden, der noch nicht tot war. Mir war plötzlich aufgegangen, dass du, wenn du tot bist, auf eine andere Art weiterlebst. Und dass du den anderen begegnen wirst, wenn sie tot sind. Dadurch begriff ich auch das mit Gott, ohne dass mir jemand etwas davon erzählt hätte.

Aber jetzt musst du gehen, ich muss schlafen. Du kannst schreiben: Mit dem Sterben ist es genau wie mit dem Kranksein. Ich werde bald sterben. Es ist nicht so schwierig zu sterben, wenn du dich erst einmal an den Gedanken gewöhnt hast.«

13.3.95.

Til Morten

Vi i klassen har
lest om deg. Jeg syn-
es det er domt
at du skall dø
når du er så ong.
Jeg har det bra
både på skolen
og hjemme.

Fra Tone

4

Dann trudelten die Briefe ein. Ich konnte Morten einen dicken Umschlag mitbringen.

»Ach, du Ärmster. Das gibt 'ne Menge Arbeit.«

»Was meinst du damit?«

»Ist es nicht üblich, Briefe, die man bekommt, auch zu beantworten? Du wirst wohl einen Brief nach dem anderen vorlesen müssen, und dann werde ich dir sagen, was ich antworten will.«

»Du bist wohl nicht ganz bei Trost! Meinst du, ich hätte nichts anderes zu tun?«

»Aber dazu bist du doch da oder etwa nicht? Du bist Journalist, also lebst du vom Schreiben. Wir nehmen die Briefe schön der Reihe nach vor, denk' ich mir. Du liest einen vor, dann sage ich dir, was ich darauf antworten will, und dann liest du den nächsten Brief, und wieder diktiere ich dir die Antwort.«

»Es sind ziemlich viele Briefe.«

»Schön für dich; da hast du genug Stoff für deine Spalte in der Zeitung.«

An Morten

Wir haben in der Klasse von dir gelesen. Ich finde es dumm, dass du so jung sterben musst. Mir geht es gut in der Schule und zu Hause auch.

Von Tone

»Sehr wohl, Herr Redakteur. Eins will ich dir aber noch sagen, ehe wir anfangen. Manche schreiben über Dinge, die du vielleicht nur schwer verkraften kannst. Soll ich wirklich alles vorlesen, was hier steht?«

»Hast du sie denn schon gelesen? Weißt du denn nicht, dass man anderer Leute Post nicht lesen soll? Ich möchte wissen, wer von uns beiden hier die schlechteren Manieren hat. Du bist ziemlich neugierig, aber das weiß ich ja schon länger.«

»Ich habe sie überflogen, weil ich nicht will, dass etwas dabei ist, was dir wehtut.«

»Wenn du glaubst, ich sei zimperlich, so hast du dich geirrt. Solltest du das wirklich glauben?«

»Wenn ich richtig darüber nachdenke – nein, eigentlich nicht.«

»Dann kannst du ja mit dem ersten Brief loslegen, damit wir irgendwann damit durchkommen. Und wenn ich antworte, benutzt du am besten einen Rekorder, weil du doch so eine schlechte Schrift hast und sie später selber nicht mehr entziffern kannst.«

»Woher willst du das wissen?«

»Du hast es in der Zeitung geschrieben. Wer die Zeitung genau liest, weiß fast alles über dich.«

Hier ist der erste Brief:

An Morten

Ziemlich oft habe ich daran gedacht, wie das wohl ist: zu wissen, dass man bald sterben wird. Ich hatte Alpträume dazu, aber auch ein paar schöne Träume. Ich glaube, wenn ich wüsste, dass ich bald sterben müsste, dann würde ich versuchen, draußen in der Natur zu sterben, unter einem Baum, bei Lagerfeuer und sternklarer Nacht. Und am liebsten in dem Lagerfeuermantel, den mir meine Großmutter geschenkt hat.

Doch nun zu was anderem: Willst du nicht noch vieles tun, bevor du stirbst? Und wie kannst du überhaupt so sicher sein, dass du sterben wirst? Warum versuchst du nicht durchzuhalten? Es kann doch sein, dass sie eine Medizin für dich finden. Was ich also eigentlich sagen wollte, ist: Halte durch, es ist dein Leben!

Thomas, 12 Jahre

Morten:
Es ist auch *mein* Tod. Wenn du mich sehen könntest, dann wüsstest du, dass mir keine Medikamente mehr helfen können. Das kann Simon dir bestätigen. Es gibt auch nichts mehr, was ich noch tun wollte. Ich habe getan, wozu mir noch Zeit blieb, und ich habe ertragen, so viel ich ertragen konnte; darüber bin ich recht froh. Ich werde in meinem Bett sterben, entweder daheim oder im Krankenhaus. Wichtig ist, dass Mama und Papa da sind und dass ich weiß, dass wir einander lieb haben. Wenn ich mir aber überlege, wozu ich Lust hätte, wenn ich gesund wäre, dann wäre das einfach ein wenig frech zu sein. So was habe ich kaum gemacht. Ich könnte mir gut vorstellen, in Nachbars Garten ein paar Äpfel zu stibitzen und solche Sachen. Das habe ich eigentlich sehr vermisst. Aber so was muss man halt mit andern zusammen machen; ganz alleine jemandem einen Streich zu spielen, macht keinen Spaß.

Lieber Morten!

Du schreibst nichts darüber, was für eine Krankheit du hast, dennoch hoffe ich, dass dieser Brief dich noch rechtzeitig erreicht und dich ein wenig aufmuntert. Einen Lebensfunken scheinst du noch zu haben. Viel Glück für deinen weiteren Weg!

Maria, 13 Jahre

Morten:
Es spielt keine Rolle, welche Krankheit ich habe. Ich habe Simon verboten, zwei Dinge zu verraten: Das eine ist, welche Krankheit ich habe, das andere, wann ich sterbe. Ich will nicht, dass es jemand weiß, und ich habe Simon gesagt, warum ich es nicht will. Das ist also eine Abmachung zwischen Simon und mir. Im Grunde genommen ist die Krankheit schon vorbei. Jetzt ist nur noch von Bedeutung, dass ich nicht mehr lange zu leben habe.

Dein Brief ist eine Aufmunterung, aber ich kann nicht behaupten, dass es mit meinem Lebensfunken allzu weit her ist und ich noch lange leben könnte. Aber ich habe Lust, so lange wie möglich zu leben, denn jetzt geht es mir recht gut. Ich habe nicht mehr so viele Schmerzen, und ich weiß, dass es Menschen gibt, die mich gern mögen.

Hei Morten!

Ich mache viel Musik. Ich finde, es war mutig von dir, diesen Brief zu schreiben. Ich selbst habe keine Probleme mit meiner Familie. Es ist schrecklich, dass man so krank werden kann, dass man daran stirbt. Deshalb wünsche ich dir gute Besserung.

Amund, 12 Jahre

Morten:
Dieses »Gute Besserung« kommt mir ein bisschen seltsam vor, wo wir doch beide wissen, dass ich sterben muss. Aber ich weiß: Du sagst das, um nett zu sein. Wenn du einmal an dem Punkt bist, wo ich jetzt bin, dann sagt man so etwas nicht mehr. Das Einzige, was dann noch zählt, ist ehrlich zu sein. Deshalb war es auch nicht mutig, dass ich Simon schrieb, sondern ehrlich.

Wenn ich es mir recht überlege, so habe ich in meinem Leben doch »Gute Besserung« erfahren, allerdings etwas spät. Deshalb vielen Dank für deinen Wunsch.

Hei Morten!

Ich glaube, es war besser für dich, krank zu werden und dadurch richtiges Familienglück zu erleben, als weiter nur für dich allein zu sein. Ich habe nur meine Mama und lebe mit ihr in einem Haus mit sechs Zimmern, Küche, Bad und WC. Dort wohnt auch ihr Lebensgefährte Didrik, Papa und seine Lebensgefährtin und meine beiden Halbgeschwister; die sind 4 und 5 Jahre alt.

Ich finde, du solltest Tagebuch schreiben, es hilft oft, auf diese Weise jemanden zu haben, dem man etwas erzählen kann.

Hanna

Morten:
Ich bin schon so krank, dass ich gar nicht mehr schreiben kann. Aber jetzt ist Simon bei mir, der aufschreibt, was ich sage. Es ist doch viel besser einen Menschen zu haben, dem ich alles erzählen kann, als Tagebuch zu schreiben. Früher habe ich nicht viel mit Leuten über ernsthafte Dinge geredet. Aber jetzt kann ich über alles sprechen,

was mir durch den Kopf geht. Ich wünschte, jeder könnte erleben, wie gut es ist, offen reden zu können, ohne dabei auf der Hut sein zu müssen. Wenn wir einfach drauflos plappern dürfen und Dinge aussprechen, die wir früher niemals gesagt hätten, das finde ich schön.

Ich selber kannte das auch nicht, ehe klar war, dass ich nicht mehr allzu lange leben werde. Da kann man auf einmal alles Mögliche sagen, ohne dass gleich jemand ewig lange böse auf einen ist. Jetzt habe ich drei Erwachsene, mit denen ich so sprechen kann: Mama, Papa und Simon. So gesehen musst du zugeben, dass ich besser dran bin, als alle, die niemanden zum Reden haben, sondern alles in ein abschließbares Tagebuch schreiben müssen.

Ich begreife schon, dass es Dinge gibt, die du niemandem sagen kannst, es sei denn, du weißt, dass du nicht mehr lange zu leben hast. Deshalb ist ein Tagebuch sicher ganz gut. Aber es ist ein bisschen unheimlich, dass jemand kommen kann, der es findet und das Schloss aufbricht. Doch daran hast du bestimmt selber schon gedacht.

Was ich dir noch sagen wollte: Ich hoffe, dass es dir gut geht und dass du es dein Leben lang gut haben wirst. Mein Tagebuch ist sozusagen in mir drinnen, ich erinnere mich an vieles, Gutes wie Schlimmes. Ich kann über das Schlimme wie über das Gute reden. Es ist nämlich wichtig, von beidem sprechen zu können, über Leichtes und über das, was schwierig ist. Wenn ich aber nachdenke, denke ich nur an das Gute und an die Menschen, die ich gern habe.

Til Morten

jeg har lest om deg veldig mye jeg synes det er fert og tenke på at du skal dö men du kommer jo til himmelen.
er det ikke fert og tenke på at du skal dö bort fra alle, ikke være der liksom, det må være fert, men jeg har et liv foran meg selom du har liten tid igjen håper jeg du får lest brevet mitt.

Hilsen

Christine

5

Hei Morten,

zu Hause habe ich es ziemlich gut. Mama und Papa sind geschieden, und Mama hat wieder geheiratet. Aber selbst wenn ich tüchtig in der Schule bin und es mir daheim gut geht, ist es doch nicht so einfach, weil Mama, bei der ich hauptsächlich lebe, gerade arbeitslos geworden ist. Papa wird bald einen Sohn bekommen, der Herman heißen soll. Das finde ich schön, weil ich Einzelkind bin. Da kann ich ja so eine Art Kindermädchen werden.

Schade, dass du nicht mehr lange leben wirst. Aber weil ich an Gott glaube, glaube ich auch, dass du im Himmel weiterleben wirst. Dort werden wir uns dann ja treffen. Ich hoffe, du hast keine Angst vor dem Sterben. Es ist nämlich nicht schlimm, weil man doch, wenn man tot ist, nichts merkt.

Astrid, 12 Jahre

An Morten

Ich habe viel über dich gelesen. Ich finde es schrecklich, daran denken zu müssen, dass du sterben wirst, aber du kommst ja in den Himmel. Ist es nicht furchtbar, dir vorzustellen, dass du von allen wegstirbst. Irgendwie nicht mehr da zu sein, das muss schrecklich sein. Ich habe mein Leben noch vor mir. Selbst wenn dir nur noch wenig Zeit bleibt, hoffe ich, dass du meinen Brief noch lesen kannst.

Viele Grüße, Christine

Morten:
Das ist ja seltsam, dass ich deinen Brief gerade jetzt bekomme. Es ist nämlich bei uns in der Familie etwas phantastisch Schönes geschehen: Heute erzählten mir Mama und Papa, dass sie wieder ein Kind bekommen werden. Sie hätten nie gedacht, dass sie noch eins bekommen würden, nachdem ich geboren worden war. Ich weiß, dass ich dieses Geschwisterchen nicht mehr sehen werde. Das finde ich traurig. Aber jetzt wird wenigstens unsere Familie weiterleben, selbst wenn ich es nicht tue. Das mit dem Geschwisterchen haben wir also gemeinsam.

Heute habe ich keine Angst mehr vor dem Sterben, früher schon. Auch ich glaube, dass ich in den Himmel kommen werde. Das hat mir allerdings niemand gesagt, da bin ich ganz von selbst drauf gekommen.

»Das hast du noch nicht gewusst, Simon! Dass wir ein Kind bekommen. Oder hat Mama es dir erzählt?«

»Wahrscheinlich wollte sie, dass ich es von dir erfahre. Herzlichen Glückwunsch! Was du da sagst über das Weiterleben der Familie, das ist schön.«

»Wenn meine Eltern allein blieben, dann wäre es ja aus mit unserer Familie, sobald wir alle drei tot sind. Jetzt wird einer übrig bleiben, der weiterleben wird, wenn wir andern fort sind.«

»Du hältst das für wichtig?«

»Ich weiß nicht, weshalb, aber ich finde es wichtig. Vieles, worüber ich früher nie nachgedacht habe, ist mir jetzt wichtig. Als ich fort war von hier, habe ich sehr viel erfahren, was mir jetzt, wo ich zurückgekehrt bin, plötzlich wieder in den Sinn kommt.«

»Wie hast du es erfahren? War da jemand, der es dir erzählt hat?«

»Du fragst und bohrst, du Neugieriger. Nur ganz wenig bekam ich erzählt, eigentlich kaum etwas. Das meiste war so, dass ich es von selbst verstand, als ich dort war. Aber jetzt haben wir keine Zeit, darüber zu reden. Ich erzähl dir ein andermal davon.«

»Ich möchte es gerne jetzt wissen.«

»Meinst du, das merke ich nicht? Du willst es wissen, weil es dir niemand anders erzählen kann, und hast Angst, ich könnte sterben, ehe du es erfahren hast. Aber davor brauchst du keine Angst zu haben. Ich werde alles erzählen. Doch jetzt lesen wir die Briefe und beantworten sie. Nimm den nächsten dran.«

Lieber Morten!

In meiner Freizeit spiele ich Handball, höre Musik, gehe in die Diskothek, beobachte Jungs und treffe mich mit Freunden. Ich habe selbst vier Tage im Krankenhaus gelegen (Blinddarm) und fand es schrecklich, so lange still liegen zu müssen. Ich hatte, ehe ich deinen Brief las, noch nie ans Sterben gedacht; seither tue ich es öfter. Aus irgendeinem Grund denke ich nicht, mir könnte so etwas passieren, aber möglich ist es ja trotzdem. Du dagegen weißt, dass es schlimm enden wird. Das muss furchtbar sein. Könnte ich dich doch bloß gesund machen!

Kristine, 13 Jahre

Morten:
Es geht nicht schlimm aus, bloß weil ich sterben muss. Jeder muss sterben, wir denken nur nicht daran. Ich habe es auch nicht getan. Weder Kinder noch Erwachsene tun das, weil wir nicht daran denken wollen. Sobald du es aber weißt und begriffen hast, ist es nicht mehr schreck-

lich. Früher wünschte ich mir, gesund zu werden; nun weiß ich aber, dass es nicht geht. Wenn du es auch nicht verstehst: Es ist gar nicht mehr so schlimm für mich. Ich denke jetzt an das, was schön war, und an die Menschen, die ich gern habe.

An Morten

Was meine Eltern angeht, habe ich es gut. Ich kann mir keine besseren vorstellen. Ich habe eine Schwester, die ist zwanzig, und einen siebzehnjährigen Bruder. Ich las deinen Brief und finde ihn gleichzeitig schön und traurig. Schön ist, dass deine Eltern dich doch noch richtig »wahrgenommen« haben, aber traurig, dass du vielleicht so jung sterben wirst.

Ich habe es sehr, sehr gut und eine Menge Freunde, trotzdem fühle ich mich manchmal einsam. Lebe wohl! Und gute Besserung. Hoffentlich stirbst du nicht.

Bente, 13 Jahre

Morten:
Ich werde nicht *vielleicht* sterben, sondern ganz gewiss. Irgendwie ist es nun viel leichter, seit ich nicht mehr daran denken muss, ob ich nicht doch vielleicht wieder gesund werden könnte. Schade, dass du manchmal einsam bist; das ist nämlich viel schlimmer. Ich war immer einsam, ehe ich krank wurde. Wenn ich am Leben bliebe, könnten wir Freunde sein. Das können wir jetzt auch, aber wir werden einander nie sehen. Das ist traurig. Dass ich aber sterben werde, ist nicht so traurig. Es ist einfach so. Das ist der Unterschied zwischen mir und dir. Das ist der Unterschied zwischen mir und Simon. Das ist der

Unterschied zwischen mir und meinen Eltern. Gut möglich, dass einer von euch vor mir stirbt. Aber ich weiß ganz gewiss, dass ich sehr bald sterben werde. Das ist wohl so: Sobald du es weißt, fürchtest du dich nicht mehr.

»Ich glaube, wir müssen jetzt aufhören, auch wenn es noch mehr Briefe gibt. Das gehört zum weniger Angenehmen, dass ich so arg müde werde.«

»Damit bist du nicht allein.«

»Nein, du bist ja uralt, da wird man müde.«

»Etwas möchte ich gerne noch sagen, wenn du es verkraftest, mir zuzuhören.«

»Ja, ich habe so viel geredet, jetzt bist du wohl mal dran.«

»Zu dem, was du Bente geantwortet hast: Du sagst, Menschen, die von ihrem nahen Tod wissen, haben keine Angst mehr. Das stimmt nicht immer. Viele fürchten sich sehr.«

»Das liegt daran, dass sie nicht wissen, wie es ist zu sterben. Was sie nicht kennen, fürchten die Leute am meisten. Sie fangen an, sich darüber Gedanken zu machen, und kommen auf viele seltsame Ideen und Bilder. Die jagen ihnen Angst ein. Weißt du aber schon etwas davon, dann hast du nicht mehr solche Angst. Stell dir vor, du sollst auf einem Jahrmarkt in ein ganz hohes Riesenrad einsteigen oder in so ein Karussell, das sich immer höher hinaufdreht. Da bist du auch bange, ehe du einsteigst. Manche haben so viel Angst, dass sie sich gar nicht trauen. Sitzt du aber erst einmal drin, und fängt es an sich zu drehen, und bist du dann ganz oben angekommen, dann hast du keine Angst mehr, denn da weißt du ja, wie es ist. Da weißt du, dass es eigentlich einfach

Spaß macht, und du siehst alles Mögliche, was du nie zuvor gesehen hast, weil du jetzt so hoch oben bist.

»Ein merkwürdiges Bild vom Tod!«

»Es ist aber nur ein klein wenig von ihm. Gerade so viel, wie du jetzt erfahren sollst, du Neugieriger.«

Til Morten
Jeg har ikk problemer i f-
amilien, men jeg skjöner hvord-
an du har det. Jeg er kristen.
Jeg tror på det evige liv. Jeg
håper du har det bra.
Jeg håper du får det bedere i
ditt neste liv.

Hilsen

Kristian

13.3.95

6

Als ich das nächste Mal zu Morten kam, hatte ich einen ziemlich langen Brief bei mir:

Lieber Simon!

Ich will dir etwas ganz Besonderes erzählen. Hoffentlich macht es dir Freude: Der elfjährige Morten, der im Bett liegt und bald sterben wird, der hat mir das Leben gerettet, weil er dir einen Brief geschrieben hat. Daran kannst du sehen, dass auch deine Spalte »Schräg gedruckt« ihren Teil dazu beigetragen hat, ein Leben zu retten. Ist das nicht ein gutes Gefühl? Denn ich nehme an, dass du sonst auch so manches Schlimme zu bedenken hast. Ich kann mir jedenfalls gut vorstellen, dass es dir auch nicht immer so gut geht. Deshalb finde ich es schön, dir meine Geschichte erzählen zu können.

Ich hatte es nicht sonderlich gut in den fünfzehn Jahren, die ich jetzt alt bin. Daheim gab es nichts als Streit, Prügel und Schlimmeres. Niemand kümmert sich um

---

An Morten

Ich habe keine Probleme in der Familie, kann mir aber vorstellen, wie es dir geht. Ich bin Christ. Ich glaube an das ewige Leben. Hoffentlich geht es dir gut. Ich hoffe, dass du es im nächsten Leben besser hast.

Viele Grüße, Kristian

mich; das ist keine Einbildung, sondern eine Tatsache. Ich bin nicht gut in der Schule und habe bei so manchem Ding mitgemischt. Von mir selbst habe ich also keine allzu gute Meinung. Zuweilen hasste ich mich so sehr, dass ich mich absichtlich schnitt oder verbrannte. Seit Weihnachten war mein Leben die reinste Hölle, und wenn ich überlegte, wie es weitergehen würde, war mir klar: Es konnte nur schlimmer werden.

Deshalb hatte ich vor einigen Wochen entschieden, dass ich nicht mehr weiterleben wollte – nicht nur in Gedanken. Ich hatte alles so gründlich vorbereitet, dass es kein Zurück mehr geben würde, wenn ich es täte. Irgendwie war ich froh darüber, denn ich hatte schon oft daran gedacht, und jetzt hatte ich das Gefühl: nur gut, wenn dieses Elend ein Ende hat.

An dem Tag, für den ich es mir vorgenommen hatte, las ich dann den »seltsamen Brief« in deiner Spalte in der Abendpost, der, in dem Morten erzählt, er sei todkrank. Auch er hatte es in seinem Leben schlecht gehabt. Aber jetzt, wo er sterben muss, wird es plötzlich viel besser. Da begann ich, über vieles nachzudenken, und fand heraus, dass ich bloß mitten in all dem verteufelten Elend sterben würde, was eine scheußliche Art zu sterben ist. Irgendwie glaube ich schon, dass wir nicht einfach in die schwarze Nacht hinausgehen werden, wenn wir sterben. Was danach kommt, weiß ich nicht, ich glaube aber, dass etwas danach kommt. Und wenn ich Selbstmord begehe mitten in all dem Schrecklichen, so habe ich irgendwie keine Chance mehr, weder hier noch später. So dachte ich jedenfalls. Ob das richtig ist, weiß ich nicht, aber für mich stimmt es.

Da begann ich, noch weiterzudenken, und kam darauf, dass ich es ja vielleicht schaffen könnte, etwas in der

Welt zu tun, was nicht so schlecht ist. Ich habe in meinem Leben wohl schon genug verkehrt gemacht. Es gibt doch so viele Möglichkeiten, für andere Leute etwas Gutes zu tun. Dazu braucht's nicht viel. Ich weiß ja selbst, wie es für mich war, wenn sich jemand ein bisschen um mich kümmerte, einer meiner Lehrer zum Beispiel.

Dann dachte ich: Morten kann nicht selbst bestimmen, ob er leben oder sterben will. Aber gegen Ende seines Lebens hat er etwas getan, was sehr schön ist: Er hat mein Leben gerettet. Was wäre, wenn er länger leben würde? Da könnte er vielleicht noch andere retten. Und ich? Ich habe doch wohl auch die Chance, etwas zu leisten. Morten liegt da krank in seinem Bett, und trotzdem kann er Gutes tun. Ich kann hingehen, wohin ich will. Da ist es doch feige, Selbstmord zu begehen. Denn dann kann ich gar nichts Gutes tun.

Ich glaube nicht, dass du das dumm findest; bestimmt verstehst du, was ich meine. Eines Tages, wenn ich in der Stadt bin, werde ich bei dir zu Hause klingeln, da wirst du sehen, wie jemand aussieht, dem man das Leben gerettet hat. Grüß Morten von mir.

Freust du dich jetzt?

Svein, 15 Jahre

Und wie ich mich gefreut habe! Dass mir Freudentränen in die Augen stiegen. Als ich es Morten erzählte, lachte er so sehr, dass die Krankenschwester nachschauen kam, was los sei. Ich sprach Morten von dem jüdischen Sprichwort: »Wer einen Menschen rettet, hat die ganze Welt gerettet.«

»Ich werde ja auf diese Weise zum reinsten Volkshelden.«

»Mehr als du denkst. Nur gut, dass du hier so gut

abgeschirmt liegst, sonst kämst du vielleicht ganz groß raus.«

»Das glaube ich nicht. Ich habe dir doch bloß einen Brief darüber geschrieben, wie es mir geht. Und das tun viele andere auch.«

»Und das Schöne ist, dass manche dieser Briefe bestimmten Menschen helfen, weil sie sie auf andere Gedanken bringen.«

»Das ist doch geheimnisvoll!«

»Ja, geheimnisvoll, das ist das richtige Wort. Wenn du so einen Brief schreibst, ganz ehrlich niederschreibst, was du in diesem Augenblick denkst, dann liegt in diesen Zeilen viel mehr, als was die Worte sagen, die dort stehen. All deine Gedanken während des Schreibens sind darin enthalten. Davon bin ich fest überzeugt nach all den Jahren, die ich bei der Zeitung gearbeitet habe.

»Wie lange ist das ungefähr?«

»47 Jahre, wahrhaftig. Das weiß ich, weil ich genau so lange mit meiner Frau zusammen bin.«

»Ja, du bist steinalt.«

»Fang jetzt nicht an, mich zu ärgern! Ich war mitten in einer Angelegenheit, über die ich zwar viel nachgedacht, aber noch nie mit jemandem gesprochen habe; und jetzt möchte ich darüber reden, über dieses Rätselhafte an den Worten ehrlicher Menschen, Menschen wie dir.«

»Ich habe ja nicht mal selber geschrieben, das war Mama.«

»Aber es waren deine Worte. Du hattest vermutlich recht lange nachgedacht über das, was du schreiben wolltest. Du hattest viel erlebt.«

»Vor allem, als ich tot war.«

»Und während deines ganzen Lebens, das sind immerhin elf Jahre. Du wirst in all den Jahren eine ganze Menge gedacht haben. Und das war alles irgendwie in deinem Brief enthalten, darin stand viel mehr als bloß die gedruckten Worte. Und jeder, der beim Lesen offen und ehrlich ist, versteht etwas von dem, was nicht dasteht, ohne dass er sich selbst dessen bewusst ist. Etwas in ihm kann dein Inneres sehen. Da bin ich mir ganz sicher. Wenn ich höre und lese, was dein Brief Kindern und Erwachsenen gegeben hat, wird mir klar, wie viel zwischen den Zeilen steht: all deine Gedanken und viel von dem, was du gesehen und erlebt hast. Es steht nicht aufgeschrieben da, aber die Menschen kommen zu mir und erzählen mir, was sie beim Lesen verstanden haben.

Jetzt habe ich viel geredet, aber es ist etwas, worüber ich schon oft nachgedacht habe. Hin und wieder erhalte ich kurze Briefe von Kindern. Nur wenige Worte, ein oder zwei Zeilen. Und doch sagen mir diese wenigen Worte oft mehr als ganze Bücher, an denen ich wochenlang zu lesen habe. Wenn ich so einen Brief bekomme, lese ich ihn einmal, dann noch einmal. Dann lese ich jedes einzelne Wort, und dabei geht mir auf, wie viel in diesen zwei, drei Zeilen steckt. Dieses seltsame Verhältnis der Worte zueinander, die Art, wie sie, fast wie eine Melodie, miteinander spielen. So muss man Kinderbriefe lesen. Mag einer das ruhig für naiv, ja allzu einfach halten. Aber alle großen Wahrheiten sind einfach und naiv. Ich sprach gestern mit einem ziemlich gescheiten Mann. Er ist Direktor eines großen Verlages. Genau davon sprachen wir, von den großen, einfachen Wahrheiten. Er sagte, im Grunde gäbe es nur eine Wahrheit: Wir sollen liebevoll und hilfsbereit sein. Alles andere, all die Worte, die wir machen, sind bedeutungslos. Schon seltsam, so etwas von jemandem zu hören, der so einflussreich mit Büchern arbeitet, die Tausende von Wörtern enthalten.

Svein ist fünfzehn Jahre alt, und wer fünfzehn ist, der schreibt nicht nur zwei drei Zeilen. Er braucht mehr Worte, und er schreibt ganz ehrlich über sein Leben und über das, was dein Brief ihm gegeben hat. Wenn ich lese, was er schreibt, erlebe ich nahezu sein ganzes Leben mit, alles, was er zwar nicht erzählt, was aber zwischen den Zeilen steht.

Das ist das Schöne daran, dass wir Worte haben. Sie sind für uns die einzige Möglichkeit, einander etwas zu erzählen, wenn wir räumlich voneinander getrennt sind. Da ist es gut, dass wir uns schreiben können.

»Aber jetzt sind wir nahe beisammen, du und ich.«

»Das sind wir. Da ist es nicht so wichtig, was wir sagen. Wir verstehen uns auch so. Du durchschaust mich in vielem, das merke ich. Und ich weiß auf eine Art, was in dir vorgeht, was du denkst, ohne dass du es auszusprechen brauchst.«

»Aber warum reden wir denn dann so viel?«

»Es ist schön, etwas in Worte zu fassen, das, was wir denken, auch laut auszudrücken. Manchmal ist es auch schön, es niederzuschreiben. Wären deine Worte nicht aufgeschrieben worden, hätte Svein nicht neu über sein Leben nachgedacht, keine neue Einstellung zu seinem Leben gefunden. All diejenigen, die dir jetzt Briefe schreiben, hätten nicht angefangen, über ihr Leben nachzudenken und über den Tod, wenn du nicht zuerst geschrieben hättest. Das verbindet uns Menschen miteinander, das haben wir gemeinsam, ohne uns darüber klar zu sein. Einer muss den Anstoß geben, damit wir andern bis zu demselben Punkt vordringen. Wenn wir ehrlich über uns schreiben, wecken wir in anderen neue Gedanken, die in ihnen bereitliegen, bisher aber nicht zum Vorschein gekommen sind.

»Du drückst das alles ein bisschen kompliziert aus. Aber ich verstehe, was du meinst.«

»Du hättest es auch verstanden, wenn ich nichts gesagt hätte. Es gibt nämlich etwas zwischen Menschen, wovon wir nicht viel wissen. Vielleicht sollen wir es nicht einmal verstehen, etwas zwischen uns beiden, was wir nicht in Worte fassen können. Da ist etwas, das wir beide wissen, ohne es uns erzählt zu haben. Wir wissen etwas über dieselben Dinge, die wichtigen Dinge. Gut möglich, dass ich manchmal hier sitzen werde, ohne ein Wort zu sagen. Wir beide werden dann dennoch guten Kontakt haben.«

»Ich finde es traurig, dass Svein sich das Leben nehmen wollte.«

»Das ist auch sehr traurig. Ich bekomme viele solcher Briefe und habe manch einen gekannt, der Ernst damit gemacht hat. Manche haben ein furchtbar schwieriges Leben und halten es für den einzigen Ausweg, Schluss damit zu machen. Auch Svein glaubte das lange, bis er deinen Brief las. Da begriff er, dass sein Leben etwas wert ist. Dass er in der Welt noch etwas zustande bringen kann. Svein hat recht. Etwas hat er verstanden, es kam in ihm hoch, als er deinen Brief las – etwas, das in ihm geschlummert hatte, ohne dass er darum wusste. Wenn er sich dafür entscheidet weiterzuleben, kann er anderen Menschen Gutes tun. Und das ist, glaube ich, der Sinn, weshalb wir auf der Erde sind. Wir sollen anderen das Leben ein bisschen erleichtern. Oft ist es schrecklich schwierig, hier zu sein, aber es hat eine Bedeutung, selbst wenn es wehtut. Das glaube ich.«

»Du glaubst so vieles. Glaubst du an Gott?«

»Ja.«

»Du glaubst wohl auch an Jesus, oder?«

»Ja, auch das tue ich.«

»Ich wusste nichts von Gott. Mama und Papa sagen, sie könnten mir nichts darüber erzählen, weil sie nichts von Gott wissen und auch nicht glauben, dass es ihn gibt. Sie wissen halt nicht, dass es Gott gibt. So habe ich nie sonderlich viel von ihm gehört. Sie sagen zwar, es könne sein, dass es ihn gibt, aber sie verstünden das nicht, sähen keinen Beweis dafür. Ungefähr dasselbe sagte auch einer meiner Lehrer: Es gibt keinen Beweis für Gott, aber wenn wir wollten, könnten wir ruhig glauben, dass es Gott gibt. Nur eben, keiner hat einen Beweis.«

»Die Frage ist halt, was du als Beweis nehmen willst. Wir sehen das ganze Universum, Sterne und Planeten und die Erde, auf der wir leben. Wasser und Land, Blumen und Bäume, Tiere und Menschen. Für einige von uns ist das der Beweis dafür, dass es jemanden geben muss, der das alles erschaffen hat, und den nennen wir Gott. Aber es ist kein Beweis, bevor wir es nicht glauben. Wir müssen erst an Gott glauben, dann können wir die Beweise für seine Existenz sehen. Hast du nicht in deinem Brief gesagt, du glaubst, dass es einen Gott gibt?«

»Ich glaube es nicht, ich weiß es. Ich habe es verstanden, weil ich es gesehen habe.«

»Hast du Gott gesehen?«

»Nein, aber ich bin doch nicht so dumm, nur das zu glauben, was ich selbst gesehen habe. Als ich fort war, entdeckte ich einige Dinge, von denen ich früher nichts wusste. Es ist auch nicht nötig gewesen, dass mir jemand etwas darüber gesagt hätte. Ich werde dir später einmal davon erzählen. Aber kannst du mir nicht etwas von Gott und Jesus erzählen? Es ist ein bisschen peinlich, nichts davon zu wissen, wo ich doch daran glaube.«

»Ich bin nicht gerade ein Experte auf dem Gebiet. Du riskierst, dass nicht alles genau stimmt, was ich dir sage.

Außerdem kann ich dir nur von meiner Überzeugung erzählen. Die unterscheidet sich zuweilen von dem, was andere glauben. Aber ich kenne eine ganze Reihe Menschen, die gut darüber Bescheid wissen, sehr kluge und feine Pfarrer zum Beispiel.«

»Du glaubst doch nicht im Ernst, dass ich hier einen Pfarrer hereinlasse?«

»Es gibt schlimmere Leute.«

»Nein danke. Du genügst vollauf. Da nehme ich lieber in Kauf, hin und wieder etwas Falsches zu erfahren. Was weißt du über Gott?«

»Er hat alles, was ist, erschaffen. Das gesamte Weltall, die Erde und alles, was auf Erden lebt, dazu alles, was vielleicht andernorts noch lebt. Alles Sichtbare und all das Unsichtbare. Er war da, ehe es irgendetwas gab. Vor allem Anfang war er, und er wird sein, nachdem alles sein Ende gefunden hat. Für Gott gibt es keinen Anfang und kein Ende. Anfang und Ende sind eins. Das ist die Ewigkeit, die wir nicht begreifen können. Und das ist gut so. Das Schönste von allem ist das, wovon wir nichts verstehen. Es soll auch unverständliche Dinge geben, denn dann haben wir etwas, worauf wir neugierig sein können. Wir können uns darauf freuen, es irgendwann einmal zu verstehen. Doch heutzutage gibt es viele Menschen, denen nichts glaubhaft ist, ehe es nicht wissenschaftlich bewiesen wurde.«

»Ich glaube an den ›Big Bang‹. Von dem habe ich gelesen. Es soll da einen ungeheuren Knall gegeben haben, und dann entstand das Universum; einfach aus einem winzig kleinen Klümpchen, das alles enthielt und nicht größer war als ein Tennisball. Es explodierte und wurde zum gesamten Universum mit Sternen und Planeten.«

»Das ist, glaube ich, gar nicht so dumm. Es sähe Gott ähnlich, es so gemacht zu haben.«

»Aber, kannst du an den Urknall glauben und gleichzeitig an Gott?«

»Na klar, es musste doch jemand den Tennisball zum Explodieren bringen. Nichts geschieht von alleine.«

»Glaubst du an Adam und Eva, oder glaubst du, dass die Menschen zunächst Affen waren?«

»An Adam und Eva glaube ich, weil es eine sehr gute Geschichte ist, die uns davon berichtet, wie wir Menschen zu dem wurden, was wir sind. Ob die Menschen vom Affen abstammen, weiß ich nicht. Ich kann schon glauben, dass es so ist. Doch gehört das zu den Dingen, die sie mir erst noch beweisen müssen; bis heute haben sie es nicht geschafft.

Wenn du willst, kann ich mal die Schöpfungsgeschichte aus der Bibel heraussuchen und dir vorlesen. Mir täte es auch gut, sie nach langer Zeit wieder einmal zu hören. Wenn du sie betrachtest als eine Beschreibung, wie die Erde und alle Lebewesen erschaffen wurden, und dir dabei vorstellst, dass die Tage, von denen die Bibel spricht, Jahrmillionen lang gewesen sind, dann kannst du die Idee vom Urknall und der Abstammungslehre verbinden mit dem Glauben an das Geschehen um Adam und Eva. Aber über solche Dinge mache ich mir nicht so viele Gedanken. Ich bin einfach froh zu wissen, dass es einen Gott gibt, der alles erschaffen hat und alles lenkt. Zugegeben, ich bin oft nicht einig mit ihm und sage ihm das auch, bin mir aber bewusst, dass er alles weiß und kann und mit allem etwas Sinnvolles beabsichtigt, auch wenn ich es auf andere Weise verwirklicht hätte.«

»Ist Gott ein Mann?«

»Das ist er sicherlich nicht. Was er ist, weiß niemand.

Er hat uns aber erlaubt, an ihn in menschlicher Gestalt zu denken. Wir können uns ihn nicht anders vorstellen. Ich glaube, er sandte Jesus deshalb auf die Erde, damit wir leichter zum Glauben fänden: Jesus war Mensch und Gott zugleich.«

»Betest du zu Gott, so wie man das in den Kirchen tut?«

»Manchmal bete ich so zu ihm. Doch oft tue ich es auch ganz anders. Es kommt vor, dass ich alle Gedanken und Wünsche fortschicke und mich so leer wie möglich mache. Ich hoffe dann darauf, dass Gott etwas mit mir vorhat, mir etwas sagen will oder mich dazu veranlassen will, etwas so zu tun, wie nicht ich es in meinem Eigenwillen entscheide, sondern so, wie es der bessere Teil meiner selbst will; der Teil, der eine Art Verbindung zu Gott hat.«

»Das klingt seltsam.«

»Es ist seltsam, aber auch sehr einfach. Deshalb können so viele Menschen nicht begreifen, dass es überhaupt etwas damit auf sich hat. Sie glauben, es müsse kompliziert sein, wenn es helfen soll. Ich weiß, dass ein Sinn darin liegt, weil ich so lebe. Auf diese Weise erfahre ich, wie ich leben sollte, selbst wenn es mir nicht gelingt, dem dann auch zu folgen.«

»Ich dachte, man müsse Gebete auswendig lernen und so beten.«

»Das ist eine Möglichkeit zu beten, die ich oft anwende. Aber mitunter rede ich einfach mit Gott. Beispielsweise, wenn ich zu Bett gegangen bin. Da kann ich lange mit ihm plaudern. Er ist sehr humorvoll, ich spaße viel mit ihm. Das erleichtert alles, und es ist einfacher, ehrlich zu sein. Es hat keinen Sinn, zu Gott zu beten, wenn wir nicht ganz ehrlich sind.«

»Faltet man die Hände dabei?«

»Manchmal tue ich das. Wenn ich aber abends im Bett mit ihm rede, traue ich mich nicht, die Hände zu falten, weil ich oft mittendrin einschlafe; und wenn ich dann Stunden später aufwache, sind die Finger ganz steif, und ich bringe die Hände kaum wieder auseinander. Also liege ich meist einfach nur da und spreche in meinem Innern. Ab und zu erhalte ich auch eine Antwort.«

»Worüber sprichst du da?«

»Ich bedanke mich für den vergangenen Tag, für all das Gute, was geschah; zum Beispiel, dass ich mit dir reden konnte. Und dann bitte ich um Verzeihung für alles, was ich falsch gemacht habe.«

»Das dauert vermutlich eine ganze Weile.«

»Manchmal nimmt es viel Zeit in Anspruch. Aber es ist auch möglich, es ganz kurz zu machen. Ich kann einfach sagen: Vergib mir alle meine Sünden.«

»Also das ist ja wohl die faule Tour.«

»Das kannst du so sehen. Aber Gott weiß um alles, was ich falsch gemacht habe. Da brauche ich nicht immer und immer wieder alles aufzuwühlen. Wichtig ist nur, dass mir meine Fehler wirklich leid tun.«

»Hast du geklaut oder so was?«

»Na ja, das auch irgendwie. Es gibt viele Arten zu stehlen und zu plündern. Schlimmer ist aber, wenn ich schlecht über jemanden gedacht habe oder etwas getan habe, was andere Menschen verletzt hat oder traurig gemacht hat. Das kommt oft vor bei mir.«

»Ist noch mehr dran?«

»Am Gebet? Ich erbitte oft Hilfe für mancherlei, bete darum, dass Gott jemandem helfen möge, dem es nicht gut geht oder der krank ist.«

»Hast du manchmal für mich gebetet?«

»Bedankt habe ich mich dafür, dass du mir geschrieben hast, und dafür, dass ich dich kennen lernen konnte. Ich habe mich dafür bedankt, dass wir Freunde geworden sind und über alles sprechen können, und darum gebeten, dass du nicht so viele Schmerzen haben mögest und noch eine gute Weile am Leben bleibst.

»Warum?«

»Weil ich dich gern hier haben möchte, wo wir uns doch gerade erst angefreundet haben. Dass du so lange wie möglich lebst, erbitte ich in erster Linie aus Eigennutz. Wir wollen nicht, dass jemand, den wir gern haben, von uns geht. Als ich Kind war, habe ich jeden Abend gebetet, vor meinen Eltern sterben zu dürfen.«

»Hast du noch mehr erbeten, was mit mir zu tun hat?«

»Ich habe mir Verständnis erbeten für das, was du mir erzählst, um daraus lernen zu können.«

»Jetzt geb ich's auf!«

»So ist es aber.«

»Wie geht's dann weiter mit den Gebeten? Werden sie erhört?«

»Nicht immer. Schließlich weiß Gott am besten, was für uns gut ist, und das unterscheidet sich oft gewaltig von dem, was wir erbitten. Aber ich kenne Leute, die seltsame Bitten äußerten und sie erfüllt bekamen. Einer meiner Söhne war als Kind ein Weltmeister darin, Sachen zu verschlampen. Wenn er aber betete, sie wiederzufinden, lagen sie direkt vor seiner Nase. Den Trick wende ich selbst auch häufig an. In solchen Dingen wird uns oft geholfen.

Ich kenne eine Frau in Langevågen namens Petra. Sie ist total verrückt und bittet Gott um alles Mögliche. Einmal hatte sie mit dem Auto eine Fahrt aufs Land gemacht, und während der Heimfahrt fing der Motor an zu stottern. Siehe da, das Benzin war alle. Da schaltete sie die Zündung aus, faltete die Hände über dem Lenkrad und sagte: ›Lieber Gott. Jetzt ist der Tank leer, und ich habe noch 50 Kilometer bis nach Hause zu fahren. Es ist mitten in der Nacht, und hier kann ich nicht bleiben. Ich muss dich also wohl einfach bitten, ein bisschen Benzin nachzufüllen. Amen.‹ Dann drehte sie den Zündschlüssel, und der Wagen sprang an. Aber kaum fuhr sie zu Hause in ihren Hof, ging der Motor endgültig aus. Kein Tropfen mehr im Tank.«

»Die Geschichte ist gut!«

»Ich kenne noch so eine Autogeschichte. Ein Sonntagsschullehrer aus Trøndelag erzählte sie mir. Er war auch mit dem Wagen unterwegs. Da brach plötzlich ein ungeheurer Regen los. Als er den Scheibenwischer anstellte, bewegte der sich einmal über die Scheibe, dann war Schluss. Im Schneckentempo kam er bis zu einer Tankstelle und bat um Hilfe. Doch keiner dort hatte Ahnung von Scheibenwischern. Da faltete er die Hände und betete: ›Lieber Gott, mach doch, dass der Scheibenwischer wieder funktioniert, ich muss ganz dringend nach Hause! Amen.‹ ›Dann betätigte ich den Scheibenwischer, und was meinst du, was geschah?‹, fragte er mich. ›Es hörte auf zu regnen‹, antwortete ich. Von dieser Antwort war der Sonntagsschullehrer überrascht und beeindruckt, weil genau das eingetreten war, es aber vor mir noch nie jemand erraten hatte. Alle hatten geglaubt, der Scheibenwischer hätte wieder funktioniert. Aber ich weiß doch, dass Gott kein guter Automechaniker ist. Regen aber kann er an- und abstellen, wie er will.«

»Glaubst du auch an Engel?«

»Ich kenne niemanden, der von ihnen so überzeugt wäre wie ich. Ich glaube, sie sind überall massenweise zugegen.«

»Hier drinnen zum Beispiel?«

»Rappelvoll.«

»Wozu soll das gut sein?«

»Sie sind hier, um uns zu helfen. Dazu müssen wir aber ganz still und ruhig sein, sonst können sie sich uns nicht nähern. Jemand hat mal gesagt, die Engel seien Gottes geheime Boten. Viele sind der Überzeugung, dass jeder Mensch seinen Schutzengel hat, einen Engel, der nichts anderes zu tun hat, als einen einzelnen Menschen zu beschützen. Ich glaube, ich darf den Engeln sagen: ›Seid so gut und lasst einen von euch ganz schnell zu diesem Briefschreiber fliegen, dem es so schlecht geht, und helft ihm.‹ Das habe ich schon oft getan.«

»Wenn Mama jetzt hier wäre! Die hätte was zu lachen.«

»Das Lachen hätte ihr gut getan. Und es gibt wohl kaum etwas, worüber die Engel sich mehr freuen, als wenn wir lachen.«

»Wenn wir über sie lachen?«

»Das auch, glaube ich.«

»Oder Papa. Wenn der erführe, dass hier ein Kerl sitzt, der meint, es wimmele hier von Engeln – der würde glauben, du spinnst.«

»Das macht nichts. Viele sagen, ich sei abergläubisch. Da antworte ich immer: Besser ein bisschen abergläubisch als ganz ungläubig. Ich kann's nun mal nicht lassen, an etwas zu glauben, was ich selbst erlebt habe.

Einmal, als ich eine lange Reise durch Asien antreten sollte, hatte ich große Angst, vor allem weil ich unter fürchterlichem Heimweh litt: nach meiner Frau und meinen Kindern. Am Abend vor meiner Abreise fühlte ich jemanden an meiner Seite und verstand, dass er auf der ganzen Reise mein Begleiter sein würde. Ich konnte seine

Nähe spüren, und ab und zu schien mir, als sähe ich sogar einen Schimmer von ihm. Ich verstand ihn als einen Engel, der mir zum Trost geschickt war. Und das Seltsame war: Jedes Mal, wenn ich in einem Flugzeug an meinen Platz kam, blieb der Platz rechts neben mir frei, auch wenn die Maschine sonst voll besetzt war. Und in allen Hotels die ich bewohnte, bekam ich ein Doppelzimmer. Immer war das Bett, in dem ich schlafen sollte, aufgeschlagen, während das Bett rechts von mir leer blieb.«

»Lag da der Engel?«

»Ich weiß nicht. Vielleicht liegen Engel überhaupt nicht in Betten. Vielleicht brauchen sie nicht mal einen Sitzplatz im Flugzeug. Vielleicht hatte Gott das so geregelt, damit ich meinen Reisebegleiter nicht vergäße. – Und was ist mit dir, glaubst du an Engel?«

»Ich, ja! Ich glaube doch an alles, wovon du geredet hast, auch an Engel. Ich habe sie gesehen. Aber das habe ich noch nie jemandem gesagt. Ich bin doch noch verrückter als du. Jetzt musst du wohl gehen. Aber könntest du mir nicht ein ganz kleines Gebet beibringen, eins was nicht so sehr lang dauert?«

»Wir haben ja das Vaterunser. Es ist das größte Gebet überhaupt und das einzige, das du kennen musst.«

»Das müssen wir, glaube ich, auf ein andermal verschieben, weil es so lang ist; ich habe es schon einmal gehört. Jetzt wäre mir ein kurzes lieber.«

»Ich kenne ein ganz kurzes, das ich von einem klugen Javaner lernte. Es geht so: Gott! Vergib mir alle Sünden. Führe mich den rechten Weg, nach Deinem Willen.«

»War das alles?«

»Du wolltest doch ein kurzes.«

»Ja, aber etwas fehlt dabei, wenn ich mich nicht irre.«

»Was denn?«

»Amen.«

»Du hast recht. Das sollen wir nach jedem Gebet sagen. Es bedeutet so viel wie ›ja, das ist richtig‹, glaube ich. Manche meinen, es heiße ›ja, so sei es‹. Aber das kann doch nicht stimmen, weil wir ja nicht immer erfüllt bekommen, worum wir bitten. Im Vaterunser gibt es einen wichtigen Satz, der heißt: Dein Wille geschehe. Nicht immer will Gott dasselbe wie wir, und dann ist es oft nicht leicht zu verstehen und zu würdigen, dass Gott es besser weiß als wir. Aber auf jeden Fall hast du recht, dass wir am Schluss eines jeden Gebetes Amen sagen sollen.«

»Nach jedem Gebet, sagst du? Aber was ist mit dir, wenn du manchmal mittendrin einschläfst? Da kriegst du das Amen nicht mehr gesagt. Zählt dann das ganze Gebet nicht?«

»Da hoffe ich auf Vergebung. Gott ist nicht gar so streng wie du. Jetzt muss ich aber gehen, du brauchst Ruhe.«

»Können wir nicht noch eben das Gebet zusammen sprechen, dann behalte ich es vielleicht.«

Gott!
Vergib mir alle Sünden.
Führe mich den rechten Weg,
nach Deinem Willen.
Amen.

Hei Morten!! :)

Jeg er en jente på 13 år som har lest veldig mye om deg. Det er en ting jeg vil du skal vite: Jeg beundrer den måten du ser på døden.
Jeg er glad for at du ikke gruer deg til å bli borte.
Jeg synes det er fint at du og foreldrene dine endelig har fått det bra sammen.
Jeg er kristen, og tror på et evig liv i himmelen, derfor tenker jeg heller ikke på døden som noe farlig og skremmende.
Når man dør betyr det jo bare at man kommer til himmelen og det er jo ikke noe og grue seg til!

Hilsen ei Jente på 13 år ♥

7

Lieber Morten!

Ich frage mich oft, wie es wohl sein mag zu sterben. Es ist etwas Gutes, glaube ich, hell leuchtend und schön anzusehen. Ich habe keine Angst vor dem Sterben. Aber ich freue mich doch am Leben. Ich glaube, die Christen übertreiben es ein bisschen mit dem Reich der Toten und solchen Sachen.

Manche fürchten sich vor dem Sterben. Das tat ich früher auch oft. Das Leben ist aber fast so etwas wie ein Fernsehspiel. Es hört nie auf. Und es gibt viel mehr Spielbretter, als man meint. Wenn man durch ist, spielt man das Spiel wieder von vorn. Der Unterschied besteht bloß

Hallo Morten!!

Ich bin ein Mädchen von 13 Jahren und habe sehr viel über dich gelesen. Eins sollst du wissen: Ich bewundere die Art und Weise, wie du den Tod betrachtest. Ich bin froh, dass du dich nicht davor fürchtest fortzugehen.
Wie schön, dass du es mit deinen Eltern endlich gut hast.
Ich bin Christin und glaube an ein ewiges Leben im Himmel; deshalb stelle ich mir den Tod auch nicht als etwas Gefährliches oder Schreckliches vor. Wenn man stirbt, heißt das doch bloß, dass man in den Himmel kommt, und davor braucht man sich doch nicht zu fürchten!

Viele Grüße, ein Mädchen von 13 Jahren!

darin, dass man nicht verlieren kann. Aber es ist ja viel schöner, in unserer Welt zu leben als in so einem Computer, wo man hin und her geschoben wird (glaube und hoffe ich).

Braun gebrannt und hoffnungsvoll, 11 1/2 Jahre

Hallo Morten.

Einmal, zu Allerheiligen, besuchten wir Großvaters Grab. Er war vor fünf Jahren gestorben, aber ich erinnere mich noch gut an ihn. Als wir am Grab standen, sagte meine Großmutter: »Wenn Opa noch lebte, würde er sich über vieles freuen. Ja, schaut euch doch nur diese Lausbuben hier an!«

Da dachte ich: Vielleicht kann er sich immer noch über alles freuen, auch wenn er tot ist. Was glaubst du? Meinst du, wir sind ganz fertig wenn wir sterben? Daran habe ich schon oft herumgerätselt. Kannst du mir eine Antwort darauf geben?

Viele Grüße, ein Vierzehnjähriger

»Hast du schon viele sterben sehen?«

»Ich sah meinen Vater am Abend, bevor er starb. Er hatte Lungenentzündung und lag zu Hause in seinem Bett. Mir war klar, dass es ihm sehr schlecht ging und er bald sterben würde. Deshalb wollte ich über Nacht bei ihm bleiben. Aber da sagte er: ›Geh nach Hause zu deinen Kindern. Die Frau ist hier.‹ Er nannte meine Mutter immer ›die Frau‹. Ich ging also heim, und in der Nacht starb er. Eigentlich hatte ich noch vieles vor seinem Tod mit ihm ins Reine bringen wollen. Aber er wusste wohl, dass ich ihn liebte.«

»Warst du sehr traurig, als er starb?«

»Das war ich. Vor allem, weil ich immer wieder daran denken musste, dass ich ihn nicht gut genug verstanden hatte. Wir waren so verschieden. Es war schwer für mich, weil wir nicht alles zwischen uns geklärt hatten. Deshalb lief ich lange mit einem schlechten Gewissen herum. Oft bat ich Gott, er möge das zwischen uns in Ordnung bringen und meinem Vater und mir helfen. Eines Nachts hatte ich einen seltsamen Traum. Ich radelte durch Ålesund, wo ich damals wohnte, und hatte einen Sarg auf dem Gepäckträger.«

»Also sag mal, willst du mir eine Gespenstergeschichte erzählen?«

»Nein, es war hellichter Tag in diesem Traum. Es war Sommer, ganz sonnig, und ich radelte durch die Straßen. Das war aber sehr schwierig mit dem Sarg hinten drauf. Jedes Mal, wenn ich anhielt und vom Rad stieg, musste ich den Sarg auf die Schultern nehmen. Ich konnte ihn nirgends lassen, weil es keinen einzigen Ort gab, an dem es nicht ungehörig gewesen wäre, einen Sarg abzustellen. Ich stieg vom Rad und wieder auf, fuhr kreuz und quer durch die Straßen und wurde sehr müde, weil ich die ganze Zeit den Sarg meines Vaters zu schleppen hatte. Dann fuhr ich an der Kirche in Ålesund vorbei. Dort war ich getraut worden, und dort hatten wir auch einige unserer Kinder taufen lassen. Diese Kirche bedeutet mir also sehr viel. Rings um die Kirche ist ein alter Friedhof, und um den Friedhof verläuft eine hohe Steinmauer. Als ich mit dem Sarg auf dem Gepäckträger an der Mauer entlang radelte, drehte ich mich plötzlich um, packte ihn und warf ihn über die Mauer in den Friedhof. Dann radelte ich weiter, froh und erleichtert. Der Sarg meines Vaters war endlich an dem Ort, wo er hingehörte, und ich war die Sorge los, ihn mit mir herumschleppen zu müssen.

»Das war ein merkwürdiger Traum.«

»Manch einer wird wohl sagen: ein hässlicher Traum. Es klingt nicht gerade gut, dass jemand den Sarg seines Vaters über die Friedhofsmauer wirft. Aber für mich war es ein schöner Traum; ich nahm ihn als Zeichen dafür, dass alles Schmerzliche und Schwierige zwischen Vater und mir nun vorüber sei. Er war tot, und es war nicht recht, dass ich an dem trug, was schwierig zwischen uns gewesen war. Nun war es endlich geklärt und abgeschlossen.

Du bist ein sonderbarer Bursche, Morten. Ich erzähle dir Dinge, über die ich noch nie mit jemandem gesprochen habe.«

»Du wirst schon nicht träumen, dass du mit mir auf dem Gepäckträger herumfährst. Es gab nichts Schwieriges zwischen uns beiden. Wir sind nur Freunde und hatten ja auch keine Zeit zu was anderem.«

»Ich glaube kaum, dass wir etwas anderes als Freunde geworden wären, auch wenn wir viel Zeit gehabt hätten. Schon möglich, dass wir manchmal Meinungsverschiedenheiten haben und vielleicht auch ein wenig streiten würden. Aber das macht nichts, wenn man sich ordentlich gern hat.«

»Du wirst wohl sehr traurig sein, wenn ich sterbe.«

»Das werde ich. Kann sein, wir können eines Tages auch darüber sprechen.«

»Hast du noch andere gekannt, die bald sterben sollten?«

»Ich hatte zwei Tanten, Gudrun und Synnøve, beide unverheiratet, die ihr Leben lang zusammen wohnten. Sie stritten ziemlich viel und waren sich eigentlich in nichts einig. Sie wurden über neunzig Jahre alt, und beide wurden sie senil. Sie wohnten in einem Pflegeheim in den Bergen, aber sie waren überzeugt davon, sie seien in einem Hotel in Ålesund. Da wurde Gudrun krank, sie bekam eine Lungenentzündung und musste in ein Krankenhaus gebracht werden. Als Synnøve entdeckte, dass ihre Schwester nicht mehr da war, legte sie sich hin und starb. Einen Tag später kam Gudrun ins Pflegeheim zurück. Als sie ihre Schwester nicht finden konnte, legte auch sie sich hin und starb. Da haben wir sie beide zusammen beerdigt. Sie hatten ihr ganzes Leben miteinander verbracht, und sie starben gemeinsam. Sie haben sich all die Jahre gestritten, konnten aber ohne einander nicht leben. Ist das nicht ein gutes Beispiel dafür, wie viel ein Mensch dem anderen bedeuten kann? Selbst wenn wir uns dauernd streiten, brauchen wir einander, sonst ist das Leben nicht lebenswert. Oder hältst du das für dummes Zeug?«

»Red nur weiter, ich finde das ganz schön spannend. Kanntest du sonst noch jemanden, der im Sterben lag?«

»Ich habe einen Obdachlosen gekannt. Wir nannten ihn ›den Nagel‹. Er war einer der bemerkenswertesten Menschen, die mir je begegnet sind. Ich mochte ihn sehr gern. Er hat mich vieles gelehrt, unter anderem, dass wir nicht nach dem Äußeren der Menschen gehen sollen, sondern versuchen sollen, ihr Inneres kennen zu lernen, ehe wir uns ein Urteil über sie bilden. Er hatte ein entsetzlich schweres Leben hinter sich, mit nichts als Sorgen, Schmerz und Elend. Er starb ganz still und friedlich. Ich war in diesem Moment bei ihm – das einzige Mal, dass ich beim Todesaugenblick eines Menschen zugegen war.

Vor zwei Jahren starb meine Mutter. Sie war der einzige Mensch, der uns immer seine Liebe schenkte, ohne irgendetwas als Gegenleistung zu erwarten. Sie wusste um all meine Schattenseiten und schalt mich oft, wenn ich wieder Unsinn angestellt hatte. Ich weiß aber, dass sie mich immer geliebt hat, in meinen Kindertagen ebenso wie später, als ich erwachsen wurde. Ich bin stolz auf sie. Einmal hörte ich, dass man über sie sagte, sie sei der einzige Mensch, der es wage, Arm in Arm mit einem Zigeunerweib über den St.-Olavs-Platz in Ålesund zu gehen.

Ich glaube, sie hatte alle Menschen gern, ganz besonders aber meinen Bruder und mich. Obwohl sie an ihrem Lebensende ganz elend und gebrechlich wurde, weigerte sie sich, in ein Pflegeheim zu ziehen; sie wollte allein zu Hause wohnen. Ich war weit weg – sie lebte in Ålesund, ich in Oslo. Mein Bruder und seine Frau kümmerten sich sehr um sie, wünschten sich aber, sie zöge zu ihnen, doch sie wollte in ihrer vertrauten Umgebung sein. Bald sollte sie neunzig Jahre alt werden, und wir hatten ein großes Fest für sie geplant. Zwei Wochen vor ihrem Geburtstag war sie bei einem Arzt im Krankenhaus zur Kontrolle. Der stellte fest, dass sie bei recht guter Gesundheit war, und sagte zu ihr: ›Na, nun müssen Sie sich für Ihren großen Tag gesund und munter halten.‹ – ›Nein, den Tag werde ich im Himmel feiern!‹, gab sie zur Antwort. Sowohl der Arzt als auch ihre Schwiegertochter waren vollkommen verblüfft. Und wirklich: Eine Woche darauf starb sie, still und ruhig. Für die letzten Tage war sie dann doch bereit gewesen, im Haus meines Bruders zu liegen. Dort war sie von ihren Kindern und Enkelkindern umgeben, und ihre Urenkel spielten in ihrer Nähe. Dann schlief sie ruhig ein und war fort. Ich war nicht dabei, kam aber wenige Stunden nach ihrem Tod. Sie lag da und lächelte. Da verstand ich die Bibelworte: Sie starb ›betagt und lebenssatt‹*.

* 1. Moses 35,29.

Wir feierten ihre Bestattung anstelle ihres Geburtstags. – Jetzt musst du mich aber bremsen, Morten.«

»Hast du nicht vielleicht noch jemanden gekannt, der gestorben ist?«

»Einen Menschen habe ich noch gekannt, wobei ›gekannt‹ nicht so ganz stimmt. Im Sommer vor zwei Jahren war ich mit einem großen Schiff auf Konzerttournee. Wir lagen am Kai in Søgne, und eines Nachmittags machte ich einen Spaziergang an Land. Da kam ein Mann auf mich zu und sagte, er habe eine seltsame Bitte: Ob ich wohl für ein, zwei Stunden mit ihm kommen könnte, da seine Frau in einem Garten läge und sehr bald sterben würde. Sie wünschte sich so sehr, mich noch einmal spielen zu hören.

Ich hatte ein paar Stunden frei, ehe ich wieder an Bord spielen musste, eilte also hinauf in meine Kabine und holte die Klarinette. Unterwegs im Auto erzählte der Mann ein bisschen. Er war Arzt, sie Krankenschwester, beide so um die sechzig, und hatten erst vor wenigen Wochen geheiratet. Sie war Witwe und hatte mehrere erwachsene Kinder, die sich jetzt alle um sie versammelt hatten, weil sie an Krebs erkrankt war. Ihr Mann vermutete, dass sie wohl noch am selben Abend sterben würde.

Wir kamen zu ihrem Haus: freistehend, oben an einem Hang, mit einem herrlichen stillen Garten namens Rohagen dahinter. Mitten auf dem Rasen lag sie dort auf einer Matratze.

Das Wetter war mild und angenehm, die Abendsonne stand schon tief, und ein schwacher Wind durchsäuselte die Bäume. Es gab dort fein duftende Blumen, die mir den Ausspruch eines weisen Mannes in Erinnerung riefen: Wie der Mond leuchtet, weil er das Sonnenlicht reflektiert, ebenso reflektieren die Blumen den Duft der

Engel. Die Blumen duften, damit wir nicht vergessen, dass es die Engel gibt. Ich war sicher, dass der Garten voller Engel sei. Auch gab es dort Vögel, die in den Bäumen sangen.

Die ganze Familie war um sie geschart, Töchter und Söhne, allesamt erwachsen, und Enkelkinder. Jemand weinte. Sie hatten gemeinsam gesungen und von ihrem baldigen Fortgang gesprochen.

Ich spielte ein israelisches Sabbatlied, das ich einmal in Jerusalem gelernt hatte, und ein paar alte norwegische Kirchenlieder, die die anderen mitsangen. Dann wollten sie gerne das Spiritual ›Swing low, sweet chariot‹ singen. Man kann vielleicht sagen, es handelt von jemandem, der um seinen nahen Tod weiß. Er sieht Engel kommen, die ihn in einem Wagen zum Himmel bringen wollen.

Eine ganze Weile sangen und musizierten wir gemeinsam. Da kam einer ihrer Söhne zu mir und sagte, sie möchte mit mir sprechen. Ich kniete mich neben ihre Matratze und beugte mich zu ihr hinunter, weil sie so geschwächt war, dass sie mir nur ins Ohr flüstern konnte. Da erzählte sie mir etwas, das niemand anders erfahren sollte. Sie hatte etwas gesehen, was wir anderen noch nie erlebt hatten, und davon erzählte sie mir. Mir ging auf, wie wichtig es gewesen war, in diesen Garten zu kommen, weniger bedeutsam für sie und die anderen dort als für mich selbst.

Ich musste zum Boot zurück, und ihr Mann fuhr mich. Auf der Fahrt redeten wir nicht viel. Kurz darauf starb sie. Seitdem erhielt ich einige Briefe von ihrer Familie, traf ihre Schwester und bekam Fotos, die sie geknipst hatten, als ich bei ihnen im Garten war.

Sonst habe ich keinen mehr gekannt, der sterben musste. Sag, ich soll jetzt aufhören, Morten.«

»Was hat sie dir erzählt?«

»Das habe ich niemandem weitergesagt. Ich sollte es nicht, es war nur für sie und mich bestimmt. Ich glaube nicht einmal, dass es jemand verstehen würde, wenn ich es erzählte.«

»Auch ich werde dir etwas erzählen. Ich bin dein nächster Bekannter, der sterben wird, und du sollst es hören. Aber du sollst es niemandem sagen. Nur du und ich sollen es wissen. Ich habe das erlebt, als ich fort war.«

Nun war Morten an der Reihe zu berichten, und er erzählte genau dasselbe, was ich in Rohagen gehört hatte, beinahe wörtlich. Weiter sprachen wir an diesem Tag nichts mehr, doch blieben Morten und ich noch eine Weile beisammen, ohne ein Wort zu reden. Als ich in der Tür stand, sagte er:

»Das hier erzählst du niemandem; es ist das einzige Geheimnis.

Es wäre schön, wenn du nächstes Mal die Bibel mitbrächtest. Ich möchte gern von Adam und Eva hören. Und dann muss ich auch wohl das Vaterunser lernen.«

Kjære Morten.

Det du skrev for en stund siden det om at du ikke er redd får og dø, det er jeg enig med deg i jeg er heller ikke redd får og dø. Jeg har vert nær døden en gang. Det var da jeg svømte på dypet å ble dukket under. Men det er alikevell trist at du skal dø når du er så ung.

Line.

8

Die Flut der Briefe hält an. Ebenso die Telefongespräche. Einige rufen an, weil sie helfen wollen. Sie hätten Methoden, Morten zu helfen, wieder gesund zu werden, sagen sie. Sie hätten schon vielen geholfen. Ich antworte ihnen, Morten solle keinen Besuch haben.

Im Stapel sind viele Erwachsenenbriefe. Einen davon lese ich Morten bei meinem nächsten Besuch vor:

Lieber Morten!

Zweimal habe ich von dir in Simons Spalte in der Abendpost gelesen. Ich werde alles, was du erzählt hast, in Kursen und Vorträgen für Eltern verwenden und möchte gern, dass du davon weißt.

Lieber Morten.

Was du da vor einiger Zeit geschrieben hast, nämlich dass du vor dem Sterben keine Angst hast, darin bin ich mit dir einig: Ich habe auch keine Angst davor zu sterben. Ich war einmal dem Tod ganz nah, als ich im Tiefen schwamm und untergetaucht wurde. Aber traurig ist es trotzdem, dass du sterben musst, wo du noch so jung bist.

Line

»Das passt mir nicht sonderlich«, unterbricht Morten mich.

»Ich weiß nicht, was sie meint. Hat sie ein Recht, mich zu verwenden? Ich will mich nicht brauchen lassen.«

»Dann gefällt dir, was ich getan habe, auch nicht. Ich habe dich auch benutzt, indem ich deinen Brief drucken ließ.«

»Aber das wollte ich ja selbst.«

»So geht's, wenn alle zu lesen bekommen, was du schreibst. Du hast dann keine Macht mehr über deine Zeilen. Sie benutzen deine Worte, und du kannst sie nicht davon abhalten. Manchmal kommt es einem vor, als benützten sie dich selber.«

»Das finde ich nicht anständig.«

»Ich kann dich gut verstehen; ich habe es auch oft genug so empfunden. In den Briefen der Erwachsenen steht meist, dass sie dich bewundern und deine Äußerungen lehrreich finden. Und das will auch diese Dame hier ausdrücken.«

»Ich will von ihnen nicht bewundert werden. Die kennen mich doch überhaupt nicht.«

»Sie haben das Gefühl, dich zu kennen. Das hat mit dem zu tun, worüber wir vor ein paar Tagen sprachen: Vieles steht zwischen den Zeilen, und dadurch weiß der Leser mehr, als er dort liest. Da glaubt er dich gut zu kennen. Wir haben doch darüber gesprochen.«

»Nicht wir haben darüber gesprochen, sondern du: Du hast am laufenden Band geredet. Du kannst grässlich viel reden.«

»Dann musst du mich bremsen.«

»Das mach ich, falls ich es leid werden sollte, dir zuzuhören.«

»Gut, dass wir darauf kommen. Du musst nämlich entscheiden, was du willst. Soll ich in der Zeitung noch mehr schreiben über das, was um dich herum geschieht, über die Kinderbriefe und deine Antworten. Oder sollen wir jetzt damit aufhören?«

»Du sollst weiterschreiben. Deshalb haben wir doch die ganze Zeit den Kassettenrekorder mitlaufen.«

»Aber schon jetzt waren zwei Verleger bei mir, die ein Buch über dich machen wollen, und es werden gewiss noch andere mit dem gleichen Anliegen kommen. Ich erhalte auch Briefe von ganz gescheiten Leuten, die darin ihrer Hoffnung auf solch ein Buch Ausdruck geben. Was sagst du dazu? Da wirst du noch mehr benutzt. Dem kannst du keinen Einhalt mehr gebieten, sobald du es erst mal losgelassen hast.«

»Wenn ich selbst bestimmen kann, was in dem Buch stehen soll, können wir das schon machen. Aber dass diese Frau da durch die Gegend reist und Vorträge über mich hält, gefällt mir nicht besonders.«

»Hör mal, wie der Brief weitergeht.«

... Obschon wir wissen, dass auf Erden das am wichtigsten ist, was nichts kostet – einander zu begegnen und sich Zeit zu nehmen für einander –, vergessen wir es so leicht, verschieben es und tun anderes. Du hast das so klar in Worte gefasst; es geht einem direkt zu Herzen, wenn man es liest. Ich fahre bald nach Tromsø, um einen Vortrag für viele Eltern zu halten; dabei werde ich auch deinen Brief vorlesen. Der wird vermutlich viele dazu bewegen, ihr Leben zu ändern. Wenn du auch nur kurz gelebt hast, so hast du doch mehr erreicht als manch einer in einem langen Leben. Danke schön dafür!

Dass du an Gott glaubst, macht mich froh. Ich tue es auch, obwohl vieles schwer begreiflich ist, zum Beispiel, dass du so jung sterben sollst. Da ist es leicht, Gott gute Ratschläge zu geben. Wir können aber glauben, selbst wenn Gott die gewünschten Wunder nicht vollbringt. Ich denke an dich und bete für dich, ich habe dich lieb gewonnen, obschon ich dich nicht kenne.

Viele Grüße von Julie

»Diesen Brief mag ich nicht sonderlich.«

»Schade, denn die Schreiberin wollte dir eine Freude damit machen. Ich halte sie für eine gute Frau. Sie arbeitet für eine große christliche Organisation, die sich viel um das Wohl der Kinder kümmert.«

»Ich muss diesen Brief wohl auch beantworten. Läuft der Rekorder?«

»Ja, aber sei jetzt bitte ein wenig freundlich.«

»Der Brief lautet also: ›Julie‹ ...«

»Solltest du nicht vielleicht ›Licbe Julie‹ schreiben? Sie schreibt ja auch ›Lieber Morten‹.«

»Schreibst du den Brief oder ich?«

»Nein, ich bin bloß der Sekretär, du bist der Chef.«

»Also wird er folgendermaßen lauten: ›Julie. Simon hat mir deinen Brief vorgelesen, weil ich im Augenblick selbst nicht so viel lesen kann. Simon ist mein bester Freund. Ich vertraue ihm, und er vertraut mir.‹«

»Müssen wir denn gerade darüber schreiben?«

»Wir? Das ist nicht dein Brief. Du hast, seit du hier bist, so viel geredet, jetzt bin ich endlich mal an der Reihe. Weiter soll da also stehen: ›Du sagst, du willst meinen Brief an verschiedenen Orten vorlesen. Die Erlaubnis dazu kannst du haben – schließlich stand er in der Zeitung –, allerdings unter einer Bedingung: jedes Mal wenn du ihn vorliest, musst du darauf hinweisen, wem ich diesen Brief geschrieben habe. Der Brief ist an

Simon gerichtet; nie im Leben hätte ich ihn jemand anderem geschrieben.‹«

»Musst du das unbedingt so formulieren? Dein Brief war doch nicht bloß an mich, sondern an alle, er sollte doch in der Zeitung stehen.«

»Schreibe ich den Brief oder du? Also weiter: ›Alles, was du schreibst, weiß ich schon von früher, das hättest du nicht zu sagen brauchen. Simon und ich haben viel darüber gesprochen. Aber du wolltest mir wohl eine Freude damit machen. Und das ist ja in Ordnung; danke dafür.

Ja, ich glaube an Gott. Auch darüber haben Simon und ich viel gesprochen. Meine Eltern glauben nicht an Gott, aber Simon und ich sind uns in diesen Dingen über alles einig.

Etwas finde ich merkwürdig: Warum macht es dir Schwierigkeiten zu begreifen, dass wir sterben müssen? Nichts ist leichter verständlich als das. Und wenn ich das einsehen kann, wirst du es wohl auch können, denn du bist sicher viel älter als ich. Ich begreife nicht, wie du sagen kannst, es sei leicht, Gott gute Ratschläge zu geben. Das habe ich noch nie getan, aber er hat mir geraten, oder eher, er hat mir etwas erklärt. Und das habe ich nur einem Menschen erzählt: Simon. Seltsamerweise hatte er genau das Gleiche schon einmal gehört, damals als er für eine Frau spielte, die bald darauf starb; die erzählte ihm, was sonst keiner wissen sollte – das Gleiche, was ich ihm erzählt habe. Vielleicht weiß ich also etwas über Gott und den Tod, wovon du nichts weißt. Aber ich kann dir sagen: Simon war ganz schön erschrocken, als er von mir das Gleiche hörte, was er vor zwei Jahren von der alten Dame erfahren hatte. Sie lag im Sterben, umgeben von ihrer ganzen Familie, draußen in einem Garten, und niemand anders hörte etwas davon, weil sie es Simon ins Ohr flüsterte. Ich hingegen liege jetzt zu Hause, und Mama und Papa sind die ganze Zeit da. Vielleicht muss ich wieder ins Krankenhaus, aber dann werden sie auch dort sein.

Ja, ich rede ziemlich viel, und Simon sieht schon ganz gestresst aus, weil er den Brief anschließend tippen muss.

Was ich noch sagen wollte: Jetzt geht es mir nicht mehr so schlecht. Auch habe ich keine Angst mehr vor dem Sterben, denn nun weiß ich ungefähr, wie es sein wird. Es gibt nicht gerade viele Menschen, die das wissen. Außerdem habe ich dieses Jahr erst richtig ›Eltern bekommen‹ und obendrein noch einen erwachsenen Freund. Er sagt, dass er mich gern hat, und ich glaube es ihm. Du weißt, wer es ist.

Mama wird noch ein Kind bekommen, obwohl sie entschieden hatten, ich solle ihr einziges Kind bleiben. Doch ehe das Kind geboren wird, werd' ich ja tot sein, so dass es auch ein Einzelkind sein wird. Ich werde aber mit meinen Eltern reden: Sie sollten auf jeden Fall versuchen, noch ein weiteres Kind zu bekommen, weil jedes Kind gern Geschwister hätte. Ich habe es ihnen noch nicht gesagt, aber Simon meint, ich könne das gut tun. Meine Eltern kennen Simon auch, aber nicht so gut wie ich.

Ja, gerade sagt Simon, ich soll nicht so viel über ihn schreiben. Aber hier bestimme ich, zumindest wenn es um meinen eigenen Brief geht.

Lass dir's gut gehen, Julie. Wenn ich recht darüber nachdenke, war es doch schön, auch von dir einen Brief bekommen zu haben, neben all der vielen Post, die ich von Gleichaltrigen erhalten habe. Doch wenn ich ganz ehrlich sein soll, muss ich zugeben, dass ich mich über diese Briefe mehr freue.

Ich bin sicher, dass wir uns einmal wieder sehen, auch wenn ich dir bis jetzt noch nicht begegnet bin. Jetzt muss ich aber aufhören. Simon hat bestimmt schon einen Krampf, er sieht zumindest ziemlich erschöpft aus.

Mit freundlichen Grüßen, Morten‹

– Das war das!«

»Du siehst ja enorm zufrieden aus. Klingt das nicht ein bisschen zu geschäftsmäßig – ›mit freundlichen Grüßen‹?«

»Ich finde es gut. Meiner Meinung nach ist mir hier ein schöner Brief gelungen. War ich nicht sehr freundlich am Schluss!? Doch jetzt will ich an das Buch denken, das wir machen werden. Ich wusste es die ganze Zeit schon.«

»Was wusstest du?«

»Dass es ein Buch werden würde. Deshalb haben wir doch die Kassetten und das alles. Aber das Buch muss schnell herauskommen. Ich habe nicht die Zeit, lange darauf zu warten. Du musst wohl loslegen und schreiben, denk ich mir.«

»Das tue ich doch die ganze Zeit. Davon lebe ich schließlich. Im Moment bin ich gerade an einem anderen Buch.«

»Wovon wird das handeln?«

»Von einem Mädchen, dem es schlecht geht. Es will nicht leben.«

»Führst du auch mit ihr Gespräche?«

»Ja, aber ohne Rekorder. Ich mache mir Notizen und arbeite sie dann am Computer aus.«

»Du Ärmster, bei deiner Schrift, die du selbst nicht lesen kannst. Da hast du's mit diesem Buch besser, denn da brauchst du bloß die Kassetten abzuhören und das dann in den Computer eingeben.«

»Und was ist mit all den Briefen, die kommen? Die sind nicht auf den Kassetten.«

»Das ist kein Problem, weil sie, wie ich gesehen habe, sehr ordentlich geschrieben sind. Kinder schreiben nicht so unleserlich wie du. Du musst aber alles schreiben, was auf den Kassetten drauf ist.«

»Das scheint mir keine gute Idee. Wenn ich mir die Kassetten anhöre, da rede ja bloß ich die ganze Zeit, meistens jedenfalls.«

»Sag ich doch: Du redest unentwegt. Du bist ein entsetzlicher Vielredner. Manchmal redest du mich in Grund und Boden.«

»Jetzt giftelst du wieder.«

»Du wirst doch wohl noch Spaß verstehen! Aber Tatsache ist, dass du genau das aussprichst, was ich schon immer wusste.«

»Dann brauche ich es ja gar nicht zu sagen.«

»In meinem Innern weiß ich es von früher, in meinem Kopf aber nicht eher, als bis du es gesagt hast.«

»Jetzt sprichst du etwas aus, was ich schon lange wusste, ohne mir dessen bewusst zu sein, eh du es formuliert hast. Ich glaube, wenn wir Dinge sagen oder schreiben, die wichtig sind, nicht bloß irgendwelche Nebensächlichkeiten, da verstehen die Hörer oder Leser genau das, was sie schon von früher her kannten. Was sie nicht schon in sich tragen, kommt auch jetzt nicht bei ihnen an. Was aber in ihnen bereitliegt, wird gewissermaßen aufgeweckt.«

»Das nennt man Aha-Erlebnisse.«

»Du sagst es. Was ich alles von dir lerne!«

»Findest du mich altklug?«

»Nicht altklug, sondern klug. Manchmal sprichst du Dinge aus, die sonst kein Elfjähriger sagt. Wie das mit den Aha-Erlebnissen.«

»Gut, dass du mich nicht für altklug hältst. Das tun nämlich viele, und ich mag es nicht. Ich bin halt so, weil ich fast nur mit Erwachsenen geredet habe. Beinahe nur mit Mama und Papa. Da wirst du halt anders, und das ist nicht immer angenehm, in der Schule und so. Die andern mögen das nicht besonders gern. Deshalb habe ich in der letzten Zeit in der Schule kaum noch etwas gesagt.«

»Aber du warst ein guter Schüler.«

»Ich war wohl der Beste in der Klasse; meine Eltern sollten mich mögen.«

»Dich lieb haben meinst du. Ich finde, du solltest die richtigen Begriffe verwenden. Zwischen mögen und lieb haben besteht doch ein Unterschied.«

»Mich lieb haben. Ich wusste, sie wollten einen intelligenten Sohn. So dachte ich, sie würden mich lieb haben, wenn ich fleißig wäre.«

»Na, und jetzt? Jetzt gehst du nicht zur Schule.«

»Heute weiß ich, dass sie mich lieb haben. Nun verstehe ich auch, worauf du hinauswillst. Heute weiß ich, dass sie mich nicht nur mögen. Sie sagen, wie sehr sie mich lieben, sie streicheln mich und küssen mich auf die Wange.«

»Haben sie das früher nicht getan?«

»Vielleicht als ich klein war. Auf jeden Fall kann ich mich nicht daran erinnern. Bei uns in der Familie wird nicht so viel geschmust – früher jedenfalls nicht, jetzt schon. Ich mag es aber nicht, wenn mich andere Leute als meine Eltern anfassen.«

»Weil du es nicht gewöhnt bist.«

»Wenn du kommst, gibst du mir die Hand. Das hab ich

gern, weil wir Freunde sind. Aber ich könnte es nicht leiden, wenn du mir einen Kuss geben würdest oder so etwas.«

»Das habe ich wohl vermutet, ohne darüber nachzudenken. Ich wäre nie auf die Idee gekommen, dich zu streicheln oder zu küssen.«

»Mir war ein wenig bange davor, wo du doch auch auf dieser Schmusewelle schwimmst.«

»Das kann natürlich leicht missverstanden werden. Gemeint ist nur, dass wir einander unsere Zuneigung auch zeigen können; dabei müssen wir ein wenig umdenken lernen und uns vortasten. Nicht jeder mag viele Umarmungen und Küsse. Jeder soll selbst wählen dürfen, von wem er Zärtlichkeiten annehmen will.«

»Ich weiß doch trotzdem, dass du mich gern hast.«

»Ja, das ist wahr.«

»Und ich habe dich gern.«

»Das weiß ich.«

»Das soll in dem Buch stehen: dass wir uns lieb haben. Aber wann schreibst du es?«

»Bald ist Ostern. Ich werde die Ostertage dazu verwenden. Ich hatte eigentlich vor, mich auszuruhen, hatte aber schon das Gefühl, es solle anders kommen.«

»Mama hat mir vorgelesen, was du in der Zeitung schriebst: Du seist so müde.«

»Nicht bloß müde, erschöpft. Ich trage gern ein bisschen dick auf, wenn ich Mitleid erregen will.«

»Du hättest einmal die Tasten deines Computers nicht mehr gefunden.«

»Das stimmt, aber wenn ich an Ostern schreiben werde, dann werde ich die Tasten schon finden.«

»Da brauchst du auch nicht herzukommen, denn dann sind meine Eltern die ganze Zeit hier.«

»Ich werde wohl mal kurz reinschauen und Zwischenbericht geben, wie's mit dem Schreiben klappt. Aber es sind noch einige Tage bis Ostern, und wir haben noch Unmengen von Briefen zu lesen. Hier ist ein weiterer Erwachsenenbrief, den du hören solltest. Und ich wäre froh, wenn du mich beim Vorlesen nicht unterbrechen würdest.«

Lieber Morten!

Ich bin 44 Jahre alt, Lehrerin einer ersten Klasse und war in der Mission tätig. Wenn ich es recht verstehe, geht es dir ziemlich schlecht. Da kam mir gestern in den Sinn, dich müsste jemand besuchen kommen, um für dich zu beten – und warum nicht ich selbst? Kann ich kommen, Morten? Ich garantiere nicht für das Ergebnis, verspüre aber das Bedürfnis, es zu tun.
Ich stelle es mir folgendermaßen vor:
- *erst ein bisschen mit dir plaudern, sofern du das verkraftest,*
- *dir die Hände auflegen,*
- *Zungenreden – das können wir auch weglassen,*
- *ein ruhiges Gebet sprechen – aus dem heraus, was Gott mir eingibt.*

Ich gehe in das Oslo Kristne Senter. Auf unseren Zusammenkünften beten wir ab und zu sehr laut, das ist aber nicht notwendig.

»Und dann gibt sie ihren Namen mit Adresse und Telefonnummer an und legt ein Foto von sich bei.«

»Das Bild will ich nicht sehen.«

»Na gut. Was sagst du zu diesem Brief, Morten?«

»Ich sage: Ich will in Zukunft keine Erwachsenenbriefe mehr hören. Erwachsene verstehen überhaupt nichts. Sie sind lästig, drängen sich auf. Sie will mich anfassen. Ich habe doch gesagt, dass ich das nicht ausstehen kann.«

»Davon weiß sie nichts.«

»Du wusstest es auch nicht und hast mich trotzdem nicht angerührt.«

»Sie meint es gut, Morten.«

»Es gut zu meinen genügt nicht. Die sollen doch mal ein bisschen nachdenken. Ich bin auch ein Mensch, auch wenn ich bloß elf bin. Ich bestimme selbst über mich.«

»Sie will nicht über dich bestimmen. Sie macht einen Vorschlag, ein Angebot.«

»Worüber will sie mit mir reden? Ich rede mit dir, und du redest die ganze Zeit wie ein Wasserfall. Ich habe gar keine Zeit, noch mit anderen zu sprechen. Du und ich, wir können miteinander plaudern, weil wir uns verstehen. Wir wissen manche Dinge gemeinsam. Aber diese Frau da, die kapiert überhaupt nichts. Meint sie etwa, sie wüsste etwas, was du und ich nicht wissen?«

»Sie hat sicher einmal ein großes Erlebnis gehabt, von dem sie anderen berichten will. Darum geht es ja auch in unseren Gesprächen. Du hast, glaube ich, etwas erlebt und weißt Dinge, die du ihr mitteilen könntest, von denen sie nichts weiß.«

»Aber ich dränge mich ihr nicht auf. Wozu will sie mir die Hände auflegen?«

»Manche Menschen meinen, sie hätten besondere Gaben, und glauben, es wäre hilfreich, wenn sie anderen die Hände auflegen.«

»Wozu soll das gut sein?«

»Gegen Krankheit.«

»Ich bin nicht mehr krank, ich werde sterben. Die Krankheit ist vorbei.«

»Sie meint wohl, es könne dir helfen, wenn du stirbst.«

»Wie soll das helfen? Ich weiß, ich werde sterben, und weiß, wie das ist. Ich habe keine Angst vor dem Sterben. Ich war schon mal dort, diese Frau aber nicht, sonst hätte sie so was gar nicht gesagt. Und was will sie erbitten? Kannst du mir das sagen? Wir beide beten um das, was wir wollen. Was meint sie damit: sie bete aus dem heraus, was Gott ihr eingibt?«

»Vermutlich denkt sie, ihre Gebete kommen von Gott.«

»Darüber braucht sie mir nichts zu erzählen. Ist sie was Besseres als wir beide? ... Jetzt will ich das Vaterunser lernen. Außerdem habe ich deine Gebetsmethode ausprobiert, einfach mit Gott zu reden, und das klappt gut. Weshalb kommst du mit solchen Briefen?«

»Der Brief ist an dich, aber sie weiß nicht, wo du steckst; darum hat sie ihn mir geschickt, denn ich weiß, wo du bist.«

»Aber warum bist du immer ihrer Meinung?«

»Ich denke über den Brief genau wie du. Aber du sollst selbst entscheiden. Sie schreibt an dich, da muss nicht ich sagen, was ich von ihren Zeilen halte.«

»Jetzt sag ich dir eins: Du darfst niemals irgendwem verraten, wer ich bin und wo ich bin. Ich will solche Leute nicht zu Besuch haben. Ich will nicht, dass sie wissen, wer ich bin. Ich will auch keine solchen Briefe mehr haben.«

»Ich kann nicht bestimmen, was für Briefe du bekommst.«

»Aber ich kann entscheiden, welche Briefe ich hören

will: Ich will keinen einzigen Erwachsenenbrief mehr. Bis jetzt war es so schön, aber nun bin ich ganz traurig. Was die Kinder schreiben, verdrießt mich nicht.

Ich habe es dir früher schon mal gesagt und sag's jetzt noch einmal: Wenn ich sterbe, darfst du es niemandem sagen. Denn da kommen bloß die Leute und wollen mit meinen Eltern reden. Sie müssen aber gerade dann ihre Ruhe haben. Bei der Beerdigung sollen nicht massenweise sensationslüsterne Leute auftauchen.«

»Das habe ich bereits versprochen, Morten. Ich werde es keinem sagen, wenn du stirbst.«

»Ach, so ein blödes Gefühl. Kannst du nicht wieder von Engeln erzählen?«

»Ich kann dir erzählen von dem einzigen Engel, den ich je gesehen habe. Es war auf der Tour durch Asien, von der ich dir schon sprach. Immer war der Platz zu meiner Rechten reserviert, vermutlich für meinen Schutzengel, der auf mich achtgeben und mich trösten sollte. Als ich diese Reise antreten sollte, machte ich mir aber vor allem Gedanken um meine Familie: um die Frau, mit der ich verheiratet bin, und um meine fünf Kinder. Meine Phantasie ist ziemlich wild, und nicht immer gelingt es mir, sie im Zaum zu halten, wenn sie mir all das Grässliche vorgaukelt, was mit meinen Lieben geschehen könnte. Bin ich weit weg von ihnen, so ist es am allerschlimmsten. Am Abend vor der Reise nach Asien bekam ich Angst und dachte, ich sollte doch vielleicht besser zu Hause bleiben, um auf meine Familie aufzupassen. Aber da sah ich plötzlich etwas Seltsames: Es war nur so ein Bild, das man mitunter sieht, ohne dass es wirklich da wäre, fast so wie im Traum. Ich sah einen winzig kleinen Engel ganz oben rechts, und den verstand ich so, dass er auf meine Familie zu

Hause aufpassen würde, solange ich in Asien wäre. Zugegeben, es schien mir schon ein wenig komisch, weil es ein richtiger Glanzbildengel war, so ein kleines Kind mit runden Apfelbäckchen und Blütenkranz im Haar. Es fiel mir etwas schwer, ernsthaft zu glauben, dass er zu Hause während meiner Abwesenheit auf alle Acht geben würde. Dennoch war ich erleichtert und hatte keine Angst mehr.

Als ich schon recht lange unterwegs war, landete ich in Manila auf den Philippinen – eine unheimliche Stadt, wo in jedem Geschäft Wachtposten mit abgesägten Schrotflinten standen. Auf dem Zimmer im Hotel hing ein Schild zur Warnung: Man solle unter keinen Umständen auf ein Klopfen an der Türe hin öffnen, weil das mit Sicherheit Diebe wären, die einen ausrauben und vielleicht sogar erschießen würden.

Ich bekam ziemliche Angst, das muss ich schon gestehen, und begann mich wieder zu sorgen um meine Lieben zu Hause, ob es ihnen gut gehe oder ob vielleicht etwas Schlimmes passiert sei. Den kleinen Engel mit dem Blumenkranz im Haar, der sie beschützen sollte, während ich fort war, hatte ich völlig vergessen.

Da sah ich in einem Schaufenster etwas Seltsames. Es war ein Antiquitätenladen. Mitten im Fenster stand ein kleines Gemälde, eine Ikone. Auf dem Bild wollte ein hässlicher Mann mit seinem Schwert gerade eine Frau erschlagen, aber ganz oben rechts war ein kleiner Engel, der hinderte den Kerl daran. Dieser Engel war das genaue Ebenbild desjenigen, den ich vor meiner Abreise zu Hause gesehen hatte! Der gleiche Engel mit Apfelbäckchen, Blumenkranz und allem, was dazugehört. Mir wurde klar, warum mir das gezeigt wurde: als Erinnerung daran, dass zu Hause jemand Acht gab und meine

Sorge überflüssig sei. Wir Menschen bekommen wohl nicht so häufig Engel zu sehen, deshalb muss Gott es auf andere Weise regeln.

Ich ging in den Laden und bat, das Bild fotografieren zu dürfen. Das Foto habe ich zu Hause und betrachte es ziemlich oft.«

»Das Bild würde ich gerne mal sehen. Bring es doch mit, wenn du das nächste Mal kommst.«

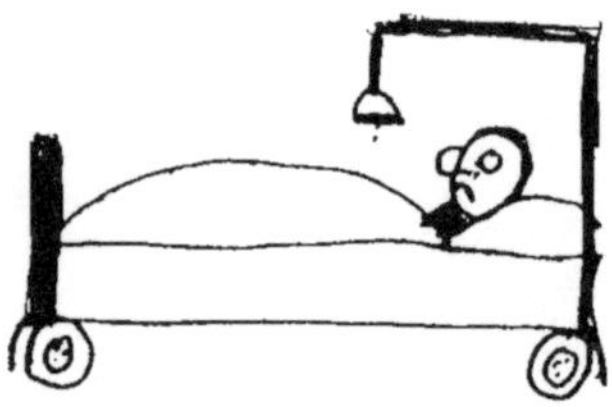

Kjære Morten
Jeg synes det er veldig
trist at man skal dø når
man er så ung
og jeg håper at du har det
hyggelig til du dør.
Hilsen Morten 10 år

P.S. Jeg tror du får det
bedre når du er død.

9

Hallo Morten!

Ich bin Pfadfinder, und ich spiele Tennis, Tischtennis und Eishockey. Außerdem mache ich Langlauf. Ich habe viele gute Freunde und eine Freundin, die ich sehr gern habe. In meiner Familie, die aus Mama, Papa und mir besteht, klappt alles sehr gut. Mein Vater und ich gehen oft gemeinsam Ski laufen und spielen viel Tennis zusammen. Meine Eltern und ich haben es sehr schön miteinander. Gute Besserung.

Mats, 12 Jahre

»Darauf will ich antworten: Meine Familie ist genau wie deine, Mama, Papa und ich. Früher klappte es nicht so gut mit uns, jetzt aber schon. Für mich ist es ein bisschen zu spät, um mit meinen Eltern Ski laufen zu gehen oder Tennis zu spielen. Ich will aber zusehen, dass ich, wenn ich nicht mehr auf der Erde bin, dort, wo ich hinkomme, eine Freundin finde.«

Lieber Morten

Ich finde es sehr traurig, dass man sterben soll, wenn man so jung ist, und ich hoffe, dass du es schön hast, bis du stirbst.

Viele Grüße!
Morten, 10 Jahre

P.S. Ich glaube, wenn du tot bist, wird es dir besser gehen.

Lieber Morten!

Heute kam Anne-Berit, unsere Lehrerin, und hatte für jeden in unserer Klasse eine Kopie deines Briefes aus »Schräg gedruckt«. Du bist übrigens ein guter Briefeschreiber. Wie gut, dass deine Eltern so nett zu dir wurden, als du krank wurdest. Hast du Tiere? Ich habe zwei Wellensittiche, das sind nette Vögel. Ich spiele Flöte und reite gern. Ich schwimme auch sehr gern, und ich mag Hoch- und Weitsprung, was ich aber nicht regelmäßig betreibe. Die Musikgruppe, in der ich mitspiele, wird bald an den Norwegischen Meisterschaften teilnehmen. Darauf freue ich mich, obwohl es langweilig ist, die ganze Zeit immer dasselbe Stück zu üben.

Ein ganzes Jahr lang krank zu liegen, ist das nicht schrecklich langweilig? Ich glaube, ich an deiner Stelle wäre durchgedreht. Ich war fast nie krank, abgesehen von Windpocken und ähnlichen Kinderkrankheiten. Hoffentlich bleibt es so. Und dann hoffe ich, dass es ein Leben nach dem Tod gibt.

Karina, 13 Jahre

Morten:
Ja, es gibt ein Leben nach dem Tod, das weiß ich ganz sicher, obwohl ich früher nie daran gedacht hatte. Tiere hatte ich noch nie, weil Mama sagt, sie machen zu viel Dreck und Arbeit. Wenn du richtig krank bist, wirst du nicht verrückt vom Liegen. Merkwürdigerweise ist es nicht einmal so langweilig. Es gibt doch so viel, woran du denken kannst, Gutes und weniger Schönes. Wenn du nicht mehr lesen kannst, wie ich, kannst du dir Kassetten anhören. Ich spiele viel Musik, und manchmal kann ich auch vorgelesene Bücher auf Kassetten ausleihen, die ich

mir dann anhöre. Manche sind sehr spannend. Außerdem ist es schön, jemanden zu haben, mit dem man über alles Mögliche reden kann. Simon ist ganz oft hier und redet in einem fort. Er sagt, er sei so viel allein hinter seinem Computer, dass er fast nicht aufhören kann zu sprechen, wenn er erst mal einen Zuhörer gefunden hat. Das stört mich nicht, ich schließe einfach die Augen und höre ihm zu. Bislang ging das gut.

»Was hältst du von dieser Antwort, Simon?«

»Musst du so viel über mein Verhalten erzählen? Das kann doch wohl unter uns bleiben.«

»Am besten, man ist ehrlich. Es ist doch wahr, dass du so viel redest.«

»Nur wenn du fragst.«

»Ich finde, du kannst gut reden, Simon. Bis jetzt jedenfalls. Wenn es mich nicht mehr interessieren sollte, werde ich dich unterbrechen. Also los, lies den nächsten Brief.«

Hallo Morten!

Was du in deinem Brief über Eltern erzählst, scheint mir genauso zu sein wie das, was ich bis vor wenigen Monaten zu Hause erlebt habe. Meine Mutter ist schon seit 17 Jahren Journalistin und liebt ihren Beruf. Vor einem Jahr wurde ihr da eine tolle Aufgabe angeboten, die sie sofort annahm. Sie arbeitete jeden Tag der Woche bis sieben, halb acht Uhr abends; außer freitags, da arbeitete sie bis neun Uhr abends.

Mein Vater war noch schlimmer. Er arbeitete jeden Abend bis ungefähr elf Uhr, außer samstags und sonn-

tags. Da arbeitete er bis halb vier, aber nur, weil ich an den Wochenenden bei ihm bin. Meine Eltern sind geschieden, verstehst du.

Es wirkt jetzt sicher so, als würde ich dir nur schreiben, um meine eigenen Probleme aufzutischen, aber das stimmt nicht. Ich schreibe, um dir zu sagen, dass deine Eltern dich sicher immer lieb gehabt haben, vielleicht aber dachten sie, du wüsstest es; deshalb vergaßen sie, es dir zu zeigen.

Als ich Mama und Papa erzählte, wie ich mich fühlte, traten sie bei ihrer Arbeit kürzer. Mama bekam so ein schlechtes Gewissen, dass sie die Stelle wechselte und jetzt Schichtarbeit macht, so dass wir an vier Tagen in der Woche ungefähr sieben Stunden zusammen sind, dazu jedes vierte Wochenende. Papa arbeitet jetzt wochentags bis halb neun abends und an den Wochenenden gar nicht.

Das ist doch schade: Da musste deinen Eltern erst bewusst werden, dass sie dich verlieren werden, bevor sie einsehen konnten, dass sie zu wenig Zeit mit dir verbracht haben. Ich hatte eine Cousine zweiten Grades, die mich sehr gern mochte; ich hatte aber nicht so viel Zeit, um mit ihr zusammen zu sein. Eines Tages erfuhren wir, dass sie nur noch zwei Monate leben würde. Da weinte ich eine ganze Stunde lang. Mir war nicht klar gewesen, wie viel sie mir bedeutete.

Wenche, 12 Jahre

Morten:
Es ist enorm, wie viel Erwachsene heutzutage arbeiten. Grüß deine Eltern von mir und sage ihnen, sie hätten klug gehandelt. Das hätten meine Eltern vielleicht auch getan, wenn ich ihnen gesagt hätte, wie es mir ging. Ich

glaube aber, Kinder sagen ihren Eltern so etwas nur sehr selten. Wir kommen gar nicht auf die Idee, es ihnen zu erzählen. Oder wir halten es nicht für möglich, dass Eltern anders sein könnten, weil wir meinen, es sei in allen Familien so. Ich selbst kannte keine anderen Familien, so dass ich nichts begriff, ehe ich krank wurde.

»Simon, kannst du Mama fragen, ob sie hereinkommen möchte? Du könntest vielleicht auch ihr den Brief dieses Mädchens vorlesen.«

»Meinst du nicht, es wäre zu hart für sie, so etwas zu hören?«

»Ich glaube nicht. Wir haben schon so viel darüber geredet. Ich denke eher, sie könnte Lust haben, mit dir ein wenig darüber zu sprechen. Wenn meine Eltern wieder ein Kind bekommen, ist es doch sehr wichtig, dass sie sich gründlich überlegen, was sie tun sollen.«

Mortens Mutter kommt. Sie setzt sich an sein Bett und hält seine Hand. Ich lese den Brief noch einmal vor.

»Wir haben viel über dieses Thema gesprochen, Morten«, sagt sie. »Ich besprach es auch kurz mit Simon, als ich mit deinem Brief bei ihm war. Ich weiß aber nicht, was Sie jetzt dazu meinen, Simon, da Sie uns nun besser kennen.«

»Ich finde, ihr seid eine prima Familie.«

»Es war aber wohl ein Fehler von uns, so wenig mit Morten zusammen zu sein?«

»Ich kann nicht sagen, was falsch ist und was richtig, denn ich bin bestimmt kein Experte in diesen Dingen. Ich weiß nur, was ich selbst für richtig halte, und ich habe Briefe von Kindern bekommen, die zeigen, was sie dazu meinen. Sie haben sich wohl auf solche Leute verlassen, die so auftreten, als hätten sie Ahnung davon. Und die haben halt immer und immer wieder behauptet, Sie täten das Richtige. Morten hatte alles, was er sich nur wünschen konnte. Sie haben ihn gelobt und ihm gezeigt, für wie tüchtig Sie ihn halten. Nichts deutete darauf hin, dass es ihm nicht gut gehen könnte. Meiner Ansicht nach haben Sie genau das getan, was Sie als richtig empfanden. Sie haben ihm nicht viel Zeit geschenkt; aber wenn Sie bei ihm waren, standen Sie hundertprozentig zur Verfügung. Sie glaubten den Experten, die behaupten, Eltern brauchen nicht viel mit ihren Kindern zusammen zu sein, nur die Qualität sei wichtig, nicht die Quantität.«

»Aber das stimmt eben nicht.«

»Manch einer von uns findet es falsch. Immer mehr Menschen begreifen, dass die Aussagen dieser Besserwisser nicht ganz stimmen können. Trotzdem richten wir die Gesellschaft immer noch so ein, dass viele weiterhin glauben müssen, es sei nicht so wichtig, ob Kinder viel Zeit mit ihren Eltern haben oder nicht.«

»*Wir* glauben das auf alle Fälle nicht mehr. Doch was können wir tun, um andere davon zu überzeugen?«

»Wir können den Stimmlosen das Wort geben. Morten und andere Kinder sollen die Wahrheit aussprechen können. Die Leute, die uns heute regieren, sind dieselben, von denen auch die Lüge stammt, wir brauchten den Kindern nicht unsere Zeit zu schenken. Ich habe Morten von meinen gelegentlichen Versuchen erzählt, mich aller Gedanken und Wünsche zu entledigen, um Gott die Gelegenheit zu geben, mir etwas von Bedeutung mitzuteilen. Kürzlich schlug mir da ein Satz ein, eine Art Programm, eine Verpflichtung: Tröste die Untröstlichen, rüttle auf, wer nicht von selbst erwacht! – Diesem Auftrag muss ich zu folgen versuchen, auch wenn es viel Unwillen und Aufruhr erregen wird.«

»Bei uns in der Familie geht es jetzt um Morten; wir haben so viel nachzuholen.«

»Ich kann Ihnen versichern, dass Sie Morten jetzt alle Zeit geben, die er braucht, spät zwar, aber nicht zu spät.«

»Darf ich ein Weilchen hier sitzen bleiben und euch zuhören?«

»Du kannst gern dort am Fenster sitzen; das ist völlig in Ordnung, solange du uns nicht unterbrichst«, sagt Morten.

»Wenn ihr Erwachsenen euch unterhaltet, kann ich nicht folgen. Machen wir uns wieder an den Stapel Briefe.«

Hallo, Morten!

Ich glaube, deine Eltern hatten dich auch vor deiner Krankheit lieb, sie zeigten es nur nicht so. Ich bin auch ein Einzelkind und lebe zusammen mit meiner Mutter, aber ohne meinen Vater. Von ihm bekomme ich ziemlich wenig zu sehen, aber eigentlich geht es recht gut. Mama und Papa haben nie zusammengelebt; ich bin es also gewohnt, mit Mama allein zu Hause zu sein. Ich kann mir nur schwer vorstellen, wie du dich fühlst, denn ich habe ja nur Mama, und die finde ich in Ordnung. Außerdem bin ich ja nicht krank. Ich hoffe, es geht dir allmählich besser, so dass es nicht mehr so weh tut.

Sunniva, 12 Jahre

»Es sind doch sehr viele Briefe! Ich glaube fast, ich will nicht alle beantworten. Du kannst sie einfach vorlesen, und ich sage immer mal wieder etwas dazu.«

Hallo, Morten!

Ich habe viele Schulfreunde. Hast du auch viele Freunde? Hoffentlich. Denn jetzt, wo du im Krankenhaus liegst, ist es wohl schön, wenn einige deiner Freunde kommen, dir Gesellschaft zu leisten. Ich war noch nie im Krankenhaus, aber mein Bruder. Er ist jetzt fünf Jahre alt; als er eins oder zwei war, bekam er eine seltene Krankheit, so etwas, wo die weißen Blutkörperchen die roten angreifen. Im Ullevålkrankenhaus hatten sie neun Jahre lang keinen solchen Patienten gehabt. Er wurde bloß schwächer und immer schlapper, bis Mama schließlich erkannte, dass er zum Arzt musste. Da kam er sofort ins Krankenhaus. Meine Eltern waren die ganze Zeit dort. Ich war auch sehr oft bei ihm.

Ich habe eine Katze, die heißt My und wurde am 13. März ein Jahr alt. Papa wollte zuerst keine Katze, doch ich habe so lange gequengelt, bis er schließlich nachgab.

Kaja, 12 Jahre

»Dazu kann ich wohl etwas sagen, und zwar: Ich hatte keine richtigen Freunde, als ich noch gesund war, weshalb mich jetzt niemand außer Simon besuchen kommt. Es geht mir aber so schlecht, dass auch niemand sonst kommen dürfte. Wie gut, dass dein Bruder wieder gesund wurde. Manche Krankheiten lassen einen nicht wieder gesund werden.«

Hallo Morten!

Ich bin der älteste Junge in der Klasse und auch einer der kleinsten. Etwas kann ich nicht begreifen: wie es ist zu wissen, dass man jeden Moment sterben kann, auch wenn man bloß elf Jahre alt ist. Meine Hobbys sind: Karate, Briefmarken und DATA.

Wenn du findest, mein Brief sei nicht besonders gut geschrieben, so liegt das daran, dass ich jetzt zum ersten Mal jemand Fremdem schreibe. Eins sind meine Briefe aber nie, nämlich lang. Hasta la vista!

Jo-Herman, bald 13 Jahre

Hallo Morten!

Es ist traurig, dass du krank bist. Aber wir müssen ja alle einmal sterben. Ich hoffe jedoch, es ist noch lange hin bis dahin.

Du schreibst im Brief an Simon, dass du immer viele Sachen bekommen hast. Ich habe im Laufe der Jahre auch eine ganze Menge bekommen, aber Sachen sind nicht alles.

Es mag wohl ein bisschen anstrengend sein, so viele Briefe auf einmal zu erhalten, trotzdem hoffe ich, du liest meinen Brief! Wenn man krank im Bett liegt, ist es wichtig, ein Hobby zu haben oder sonst eine Beschäftigung.

Ich habe mich immer schon gefragt, wie es sein mag, wenn man wirklich krank ist. Da ist es wichtig, dass man etwas zu tun hat.

Dieser Brief wirkt vielleicht ein bisschen belehrend, versteh mich da bitte nicht falsch.

Ich interessiere mich am meisten für Bücher und Filme. Ich spiele Klavier.

Morten, ich wünsche dir gute Besserung.

Carl, 12 Jahre

An Morten.

Ich komme aus dem Iran und mache Judo, schon fast fünf Jahre lang; jetzt habe ich den grünen Gürtel. Ich war auf sieben verschiedenen Schulen, weil ich so oft umgezogen bin. In Norwegen lebe ich seit etwa fünf Jahren. Jeden Tag nach der Schule gehe ich ins Zentrum von Oslo. Mit meinen Klassenkameraden bin ich nicht so viel zusammen, sondern meistens mit ein paar Fünfzehnjährigen. Wir kommen dabei auf viele lustige und seltsame Ideen. Mach's gut und viel Glück.

Mohammad, 12 Jahre

»Das war ein schöner Brief. Ich bin Antirassist.«

Lieber Morten!

Es war gut von deinen Eltern, dir endlich zu sagen, dass sie dich lieb haben. Denn alle Eltern lieben ihre Kinder sehr, auch wenn es nicht immer danach aussieht.

Sandra, 12 Jahre

»Nun muss es wohl genug sein für heute. Wir hatten gar keine Zeit für Adam und Eva oder das Vaterunser. Doch jetzt muss ich schlafen.«

Til Morten!! Dato: 7/3

Jeg
håper du blir bra
igjen for du virker
så snill. og det er jo
synd at barn må dø.
De får ikke engang beg-
gynt og leve.

♡lig Hilsen T. Carina
11 år

10

»Ich muss dich etwas fragen, Morten. Ich habe mit Svein gesprochen, du weißt, der Junge, der sich entschloss weiterzuleben, als er deinen Brief las. Er möchte dich gern besuchen.«

»Lass uns mit Mama und Papa darüber reden. Wenn sie nichts dagegen haben, kann er kommen; aber nur kurz. Ich fand ihn sehr gut in diesem Brief.«

»Ich erhielt eine Antwort von jemandem, der darüber anderer Meinung ist. Ein erboster Mann hat Sveins Brief aus der Zeitung ausgeschnitten und das Wort ›verteufelt‹ dreimal rot unterstrichen. Es sei unmöglich, solche Ausdrücke in die Zeitung zu setzen, sagt er.«

»Da siehst du, wie dumm Erwachsene sein können. Kein Kind würde so denken.«

»Mich erschreckt das auch. Da spricht ein Fünfzehnjähriger ehrlich über sein Leben, ein Leben, das ganz fürchterlich war. Er sagt, es war verteufelt. ›Verteufelt‹ ist das passende Wort dafür. Er hat ein teuflisches Leben geführt und ist auch so behandelt worden. Ich muss es

---

An Morten! Datum: 7.3.

Ich hoffe, du wirst wieder gesund, denn du scheinst so nett zu sein. Und es ist doch traurig, dass Kinder sterben müssen. Die konnten ja noch gar nicht anfangen, richtig zu leben!

Herzliche Grüße, Carina, 11 Jahre

wirklich so ausdrücken, dass er ein höllisches Leben geführt hat, eines das in die Hölle gehört, nicht auf die Erde. Er schreibt, dass er Selbstmord begehen wollte, sich dann aber anders entschied. Und dann kann dieser Leser nichts sehen als ›hässliche‹ Ausdrücke. Da ist nicht viel Mitmenschlichkeit übrig geblieben. Da lob ich mir doch die Kinder. Ich habe einen Brief bekommen, aus dem kannst du hören, wie normale Menschen denken.«

Lieber Svein!

Wir haben den Brief von dir gelesen. Morten tut uns leid, aber du tust uns auch sehr leid. Unsere Klasse hat über deinen Brief gesprochen. Wir fanden es traurig, dass du es so schlimm hattest, dass dir die Lust zu leben völlig verging. Es war prima von dir, an Simon zu schreiben, es zu wagen, über dein Leben und über deine Gedanken zu sprechen. Und dann war es schön, dass Morten dir ja in gewisser Weise das Leben gerettet hat.

Svein, wir finden, du solltest versuchen, das Leben von seiner besseren Seite her zu sehen und weiter mit jemandem über deine Probleme zu sprechen. Dass du denkst, du kannst auch für andere Gutes tun, ist ganz toll. Du kannst es bestimmt.

Wir hoffen, du wirst es in Zukunft besser haben als früher. Ganz viele von uns denken an dich!

Klasse 5b, Bråte-Grundschule

»Da siehst du, wer Verständnis und Mitgefühl für andere Menschen hat und ihnen Gutes wünscht. Und da kommt so ein erwachsener Dummkopf daher und beklagt sich darüber, solch ein hässliches Wort wie ›verteufelt‹ in der anständigen *Abendpost* gedruckt zu sehen.«

»Ich glaube fast, du bist wütend, Simon. Hoffentlich hast du heute die Bibel bei dir.«

»Ja, die habe ich mit und Unmengen von Briefen dazu.«

»Dann lass uns zuerst ein paar Briefe drannehmen. Vielleicht kann ich auch den einen oder anderen beantworten. Lies nur, ich höre zu, auch wenn ich eine Weile die Augen schließe.«

»Hier ist ein Brief von Arnfinn, der genauso alt ist wie du. Er findet es sehr traurig, dass du sterben wirst, und schreibt dann: ›Es muss sehr schwer sein, mit elf Jahren zu sterben.‹«

»Darauf will ich antworten: Wenn ich recht darüber nachdenke, muss ich sagen, für mich war es sehr schwer zu leben; zu sterben ist leicht dagegen. Alles Schwierige dieser elf Jahre wurde gut. Jemand hat mich lieb, und ich weiß es. Mama und Papa sind für mich wirklich Mama und Papa geworden. Ich habe Freunde gefunden. Ich weiß, dass Sterben nichts anderes ist, als nicht mehr hier auf der Erde zu sein. Ich werde weiterleben, aber an einem anderen Ort.«

»Tonje Carina ist 11 Jahre, und in ihrem Brief steht: ›Ich hoffe, du wirst wieder gesund, denn du scheinst so nett zu sein. Und es ist doch traurig, dass Kinder sterben müssen. Die konnten ja noch gar nicht anfangen, richtig zu leben!‹«

»Dazu kannst du Folgendes schreiben, Simon: Es ist gut, dass du mich nett findest. Klar wünschte ich, ich könnte leben, weiß jedoch, dass ich es nicht kann. Aber es ist nicht wahr, dass wir nicht mit dem Leben begonnen hätten, solange wir Kinder sind. Kinder leben, von dem Moment an, wo sie bei ihrer Mutter im Bauch sind. Oft denke ich sogar, wir Kinder leben mehr als die Erwachsenen. Kinder empfinden viel mehr und viel stärker, sowohl Gutes als auch Schlimmes. Darüber habe ich seit meiner Krankheit viel nachgedacht. Ich glaube, der eine soll ein langes Leben führen, der andere nur ein kurzes. Jedes Mal aber ist es ein ganzes Leben. Ist das Leben gut, so wünschen wir uns, lange zu leben. Ist es aber schmerzlich, wünscht man sich leicht, dass es nicht so lange dauert. Mein Leben ist ganz schön schwer gewesen; erst seit dem letzten Jahr ist es gut geworden, aber es bleibt mir nicht mehr lange.«

»Hier kommt jemand mit einem Vorschlag:«

Hallo Simon!

Gerade habe ich von dem elfjährigen Morten gelesen, der bald sterben muss. Ich fände es schade, wenn er ganz in Vergessenheit geriete nach seinem Fortgang und wenn dann nur seine nahen Bekannten sich an ihn erinnerten. Meine Idee ist: Alle Schüler aus Mortens Jahrgang sollten im Werkunterricht oder anderswo etwas basteln, das wir verkaufen können. Das Geld sollte in einen Gedächtnisfond für Morten kommen als Hilfe für andere Kinder (und Erwachsene), die vielleicht geheilt werden können. Es ist ungerecht, dass ein Mensch mit elf Jahren sterben soll, aber wann ist das Leben schon mal gerecht?

Dir, Morten, will ich sagen: gut dass du geschrieben hast, denn viele Menschen nehmen das Leben als eine Selbstverständlichkeit und glauben, sie lebten lange. Du hast ihnen etwas anderes gezeigt.

Tord

»Nein, hoffentlich wird aus diesem Vorschlag nichts! Schön, dass Tord diesen Einfall hatte, aber ich will nicht so allgemein bekannt werden.«

»Und wenn du das schon längst bist?«

»Zum Glück weiß niemand, wo ich lebe und wie ich aussehe.«

»Trotzdem, denk mal über den Vorschlag nach; da ist was dran! Tord möchte, dass deine Altersgenossen selbst etwas schaffen, um Geld für einen Fond zusammenzubringen.«

»Das ist schön, aber es soll kein Gedächtnisfond für mich sein. Wenn ich tot bin, bin ich tot. Da reicht es, dass die an mich denken, die mich wirklich kannten. Lies den nächsten Brief, Simon.«

Lieber Morten!

Vor ein paar Tagen starb meine Urgroßmutter, und gestern war ich auf ihrer Beerdigung. Es weinten nicht viele, weil es vielleicht auch keinen Grund dazu gab, denn eines ihrer letzten Worte war: »Nun bin ich so alt, dass ich sterben kann. Seid deswegen nicht traurig, denn durch den Tod müssen alle hindurch.« Doch du kannst wohl kaum sagen: »Nun bin ich so jung, dass ich sterben kann, seid nicht traurig darum.« Deshalb finde ich es schrecklich ungerecht, dass du mit bloß elf Jahren sterben musst. Aber ich glaube nicht, dass der Tod so abscheulich ist, wie viele annehmen. Wir Menschen sind so, dass wir alles uns Unbekannte für gefährlich, widerwärtig und garstig halten. Den Tod kennt ja keiner. Vielleicht beginnt ja das wirkliche Leben erst nach dem Tod.

Eva, 11 Jahre, Halden

»Zu dem Brief möchte ich etwas sagen:
Ich habe Simon viel darüber erzählt, wie es ist zu sterben. Eines Tages wird er darüber schreiben. Ich war so lange fort, dass alle mich für tot hielten, auch die Ärzte. Nun habe ich keine Angst mehr vor dem Sterben und finde es auch nicht ungerecht. Wenn das wirkliche Leben beginnt, wird es ewig dauern. Da macht es kaum einen Unterschied, ob unser Erdenleben 11 oder 100 Jahre gedauert hat. Der Unterschied wird so gering, dass wir ihn gar nicht messen können. Es ist nicht ungerecht, dass manche jung sterben müssen. Es ist nur ungerecht, wenn jemand sterben muss, bevor er es auf Erden gut gehabt hat. Ich hatte es im vergangenen Jahr gut. Deshalb soll niemand über meinen Tod traurig sein.

Für meinen Geschmack schreiben die zu viel vom Sterben. Hast du keinen Brief von jemandem, der begreift, wie schön es ist zu leben? Oder von einem, der es ein bisschen nett hat?«

»Hier ist einer:«

Lieber Morten!

Jeden Tag, wenn ich hinunter zur Bushaltestelle gehe, denke ich, welch ein Geschenk das Leben doch ist und wie glücklich ich bin. Jetzt sitze ich auf meinem Bett und schreibe. An meiner Seite schläft der kleine Hund, den ich so gern habe. Wenn ich an Tim denke, bekomme ich immer gute Laune, und auch, wenn ich meiner Urgroßmutter schreibe, weil ich ihr damit eine Freude mache. Ich erlebe so vieles, von dem ich meine, ich sollte es mit anderen teilen. Ich bin umgezogen, habe viele Freunde, einen Hund und werde mit meiner alten Klasse ins Landschulheim fahren. Ja, jetzt beginne ich zu leben.

Würde ich jetzt erfahren, dass ich bald sterben müsste, so würde ich nicht weinen, denn das Schicksal und das Leben waren gut zu mir. Es wäre also nicht so schlimm, wenn ich sterben müsste, weil ich so viel erlebt habe.

Linn, Risør

Lieber Morten!

Wir sind eine Gruppe von Elfjährigen, die einmal im Monat zum katholischen Religionsunterricht gehen. Wir würden uns wohl fürchten, wenn wir an der Reihe wären zu sterben. Wie schön, wenn da plötzlich ein Wunder geschähe, aber das ist heute wohl etwas schwierig. Wir beten für dich und wissen, dass du in den Himmel kommen und es gut haben wirst.

Heute ist der erste April, und wir haben unseren Lehrer in den April geschickt. Wir haben ihm gesagt, einer aus unserer Gruppe sei mit einem Armbruch ins Krankenhaus gekommen. Das tat dem Lehrer sehr leid, und wir sprachen ein Gebet für ihn. Danach riefen wir: April, April! Und während wir lachten, wünschten wir uns, du könntest bei uns sein und mit uns lachen. Wir denken an dich.

Kristen, Carmen, Sara und Håkon und der Lehrer

»Der war spitze! Aber ich frage mich, für wen sie beteten? Für den, von dem sie behaupteten, er hätte den Arm gebrochen, oder für den Lehrer?«

»Ich glaube, für den mit dem gebrochenen Arm. Vermutlich hatte der Lehrer das Gebet vorgeschlagen.«

»Die Frage ist, was Gott davon hält. Denn eigentlich haben sie doch Gott in den April geschickt, wenn sie für etwas gebetet haben, was gar nicht geschehen ist. Da hatte Gott dann ordentlich Scherereien mit der Suche nach einem mit Armbruch, den es gar nicht gibt.«

»Gott hat darüber wohl herzlich lachen müssen. Er versteht Spaß, das habe ich oft ausprobiert. Aber ich höre zum ersten Mal, dass es jemandem gelungen wäre, Gott in den April zu schicken.«

»Wie ist das mit den Katholiken; die haben es wohl ziemlich gut.«

»Das haben sie wohl wirklich. Oft schon habe ich sie um den Beichtstuhl beneidet.«

»Um was für 'nen Stuhl?«

»Du gehst in einen kleinen Verschlag und sitzt da ganz allein. In einem Kämmerchen nebenan sitzt ein Priester, den du nicht sehen kannst. Er sitzt da und sagt nicht viel, er ist nur da, um dir zuzuhören. Bei ihm kannst du dein Herz ausschütten über alles, was du falsch gemacht hast, über alles Schwere und Schmerzliche in deinem Leben. Der Priester hat Schweigepflicht und wird nie irgendjemandem etwas weitererzählen. Wenn du dich von allem, was dich belastete, erleichtert hast, sagt er: ›Deine Sünden sind dir vergeben. Gehe hin in Frieden und sündige fortan nicht mehr.‹ Manchmal gibt er dir, glaube ich, noch eine Aufgabe, damit du deine Reue zeigen kannst, zum Beispiel fünf Vaterunser zu beten.«

»Hui! Da lerne ich besser schnell das Vaterunser. Hast du das manchmal versucht mit der Beichte?«

»Nein, leider nicht. Ich bin kein Katholik, denn ich wurde zufällig in die Norwegische Staatskirche hineingeboren. Dort geht es mir gut. Doch hätte ich gern die Möglichkeit, zur Beichte zu gehen.«

»Das würde bei dir wohl viel Zeit in Anspruch nehmen, kann ich mir vorstellen.«

»Ich fürchte, ja. Mir müssten so viele Sünden vergeben werden.«

»Ich dachte eher, es würde lange dauern, weil du so schrecklich viel redest.«

»Jetzt stänkerst du wieder, Morten. Kein Mensch findet sonst, dass ich zu viel rede.«

»Ich sagte nicht, du redest zu viel, sondern nur, du redest viel. Macht es einen großen Unterschied, ob du Katholik bist oder etwas anderes?«

»Manche empfinden das so. Ich selber sehe keine großen Unterschiede, bin allerdings nicht so genau orientiert darüber. Ich suche mehr nach den Gemeinsamkeiten, und da kann ich nichts anderes sehen, als dass wir dasselbe glauben. An den kleinen Unterschieden halten manche fest, weil sie ihnen Macht geben. Sie fühlen sich groß, wenn sie sagen können: Wir als einzige wissen, welches die alleingültige Wahrheit ist. Ich bin wohl ein Ketzer.«

»Was ist denn das?«

»Einer der an Gott glaubt, aber anders als es die Bischöfe und Priester vorschreiben.«

»Was ist denn falsch an deinem Glauben?«

»Ich glaube zum Beispiel, dass Muslims in den Himmel kommen.«

»Gott ist doch wohl Antirassist.«

»Er ist der größte Antirassist, den es überhaupt gibt. Alle Menschen sind seine Kinder. Er ist der Vater von allen. Schließlich ist er derjenige, der uns erschaffen hat.«

»Dann muss er ja Antirassist sein. Ich bin's auf jeden Fall. Kommen denn Muslims nicht in den Himmel?«

»Doch, gerade das glaube ich, dass auch sie in den Himmel kommen, genau wie Juden, Hindus und Buddhisten.

Manch einem ist es aber ungeheuer wichtig, dass nur die zu Gott gelangen, die haargenau dasselbe glauben wie sie selbst. Sie können sich über nichts so aufregen wie über unsere Überzeugung, dass Gott alle zu sich nimmt. Für sie sind wir die einzigen Erlösten, und sie finden es schrecklich, wenn jemand glauben kann, auch andere als wir könnten in den Himmel kommen. Da finde ich aber, sie lesen die Bibel auf merkwürdige Weise. Sie machen Gott so winzig klein und hämisch, wie er gar nicht sein kann. Jesus spricht viel über all die andern, von denen wir nichts wissen, um die er sich aber auch kümmert.«

»Schau mich an. Ich wusste doch kein bisschen von Gott und Jesus und so was, ich habe an gar nichts geglaubt, aber trotzdem war ich fast im Himmel. Und ich bin ganz sicher, dass ich dorthin komme. Und was ist mit dir?«

»Es ist zwar total verrückt von mir, so etwas zu behaupten, aber ich bin mir ganz sicher.«

»Meinst du, du seist so lieb gewesen, dass du das Recht hast, in den Himmel zu kommen?«

»Nein, dass ich darauf keinen Anspruch habe, weiß ich nur zu gut. Ich glaube aber, wir können auch in den Himmel kommen, ohne es verdient zu haben. *Das* ist ja in gewisser Weise gerade das Christentum: dass Jesus auf die Erde kam und die gesamte Schuld aller Menschen auf sich nahm, als er Karfreitag am Kreuz starb. Wenn wir unsere Fehler bereuen und an die Vergebung glauben, dann kommen wir in den Himmel. Du darfst aber nicht vergessen, dass ich kein Spezialist für solche Dinge bin! Ich sage nur, was *ich* glaube.«

»Genau darüber will ich ja etwas erfahren.«

»Vielleicht brauchst du nicht so viel zu wissen. Du hast schon etwas erlebt, das dir die Gewissheit gibt: Du wirst weiterleben und in den Himmel kommen, wenn du stirbst. Vielleicht bist du einer der Glücklichen, denen nicht viel mehr Wissen nötig ist als gerade dieses.«

»Aber es ist doch ein bisschen dumm, dorthin zu kommen und gar nichts zu wissen.«

»Dann solltest du es aber am besten richtig wissen. Ich kenne einige kluge Pfarrer, sowohl Frauen als auch Männer ...«

»Komm mir nicht wieder mit deinen Pfarrern. Es reicht, wenn du erzählst, was du weißt.«

»Du sprichst von ›wissen‹. Ja ja, wenn du das so sagst, glaube ich schon, ich weiß es. Aber für gewöhnlich sagen wir, wir glauben es.«

»Was glaubst du?«

»Ich glaube an Gott, der alles erschaffen hat, sowohl das Sichtbare als auch das Unsichtbare. Ich glaube, er will allen Menschen helfen, gebe aber zu, dass die Art und Weise, wie er es tut, sehr schwer zu verstehen ist. Er ist allmächtig. Das bedeutet er vermag alles, er kann alles lenken.«

»Dann ist es schon seltsam, warum er es nicht so regelt, dass es jedem gut geht.«

»Dies zu verstehen ist das Schwierigste von allem, und genau darüber befragen mich viele, die mir schreiben. Ich glaube, wir haben eine Art Probezeit, solange wir hier auf Erden sind. Der freie Wille wurde uns gegeben, wir können über uns selbst bestimmen und uns frei entscheiden. Wir wissen sehr wohl, wie wir leben sollten, aber es gelingt uns nicht, auch wirklich das zu tun, was wir als richtig erkannt haben.«

»Ich finde, Gott sollte etwas machen, damit wir das Richtige tun.«

»Das finde ich auch, und manchmal sage ich es ihm,

besonders wenn ich Kinder leiden sehe. Aber eines der Geheimnisse, die wir nicht verstehen, ist wohl Gottes Entschluss, dass wir Erdenmenschen den freien Willen haben und uns selbst leiten sollen.«

»Was glaubst du noch?«

»Ich glaube, Gott sieht, wie schlecht wir uns mitunter in der Hand haben, dass er etwas tun muss, um uns zu helfen. Einmal, vor fast 2000 Jahren, war es auf der Erde wohl besonders schlimm. Da schickte Gott Jesus zu unserer Rettung. Jesus ist der Sohn Gottes, aber er wurde Mensch. Er wurde geboren, genau wie andere Kinder, und war doch gleichzeitig Gott. Er tat eine Menge Dinge, die gewöhnliche Menschen nicht tun können: Den Blinden gab er das Augenlicht wieder, heilte Totkranke und erweckte sogar Verstorbene zu neuem Leben. Ich habe übrigens einen Brief an dich irgendwo in dem Stapel, der davon handelt.«

»Wir sollten nicht gerade jetzt Briefe lesen, meine ich. Was du erzählst, ist so interessant. Findest du nicht, Mama könnte vielleicht hereinkommen?«

»Das kann sie schon. Aber glaubst du, sie hat Interesse, uns zuzuhören bei solchen Themen?«

»Ich glaube, ja. Du kannst einfach die Tür aufmachen und sie bitten zu kommen.«

Sie tritt ein und setzt sich ans Fenster.

»Simon soll noch einmal erzählen, was er über Gott gesagt hat.«

»Ich muss gestehen, dass ich mir ein bisschen komisch vorkomme. Ich will kein Hausprediger sein.«

»Keine Sorge; Mama findet dich vollkommen in Ordnung. Sie glaubt nichts von alledem, aber es ist trotzdem interessant. Man kann es einfach wie eine Art Erzählung hören.«

Ich wiederhole, was ich von Gott, dem allmächtigen Schöpfer gesagt hatte.

»Erzähl noch das von Jesus.«

»Ich glaube, deine Mutter kennt diese Geschichte schon.«

»Ja, aber ich kann sie gut noch einmal hören.«

»Es ist eine lange Geschichte, aber auch ganz schön spannend.«

»Du kannst ja einfach ein Stück weit erzählen, und später kommt dann noch mehr dran.«

Es bleibt mir nichts anderes übrig, als eine Kurzfassung über Jesus zu wiederholen. Als Leckerbissen nehme ich die Erzählung von Zachäus hinzu. Ich weiß, dass Kinder sie gern mögen. So auch Morten.

»Von diesen Geschichten würde ich gern noch mehr hören. Oder was meinst du dazu, Mama?«

»Sie stehen alle in der Bibel. Ich habe sie auch einmal gelesen.«

»Simon hat eine große, schwarze Bibel dabei. Kann er vielleicht etwas daraus vorlesen?«

»Ich glaube, Simon hat noch anderes zu tun. Wenn du willst, kann ich dir heute Nachmittag daraus vorlesen. Aber erst möchte ich noch hören, was Simon über den heiligen Geist zu sagen hat. Hat er darüber etwas erzählt?«

»Der heilige Geist, gibt es den auch?«

»Bestimmt. Oder was sagen Sie dazu, Simon?«

»Ich sage: Jetzt weiß ich, von wem Morten seine Necklust geerbt hat. Jetzt wollen Sie mich, glaube ich, festnageln. Ehrlich gesagt, mir hat noch niemand den heiligen Geist richtig erklären können.«

»Sie entkommen mir nicht, Sie glauben doch an ihn? Also, was ist der heilige Geist?«

»Ich weiß nichts anderes zu sagen, als dass der heilige

Geist das ist, was hier anwesend ist, wenn Morten und ich miteinander sprechen. Wenn wir entdecken, dass wir dieselben Dinge wissen. Wenn Morten mir etwas erzählt, das ich von früher her weiß, jedoch nie bedacht hatte. Oder ich sage etwas, was Morten in sich trägt, ohne dass er je darüber gesprochen hätte, etwas, was ihm nicht bewusst war. Ich spüre die Gegenwart des heiligen Geistes, wenn ich bei einer Kindertaufe bin und wenn ich zum Abendmahl gehe. Ich glaube, der heilige Geist ist da, wenn ich mit meinen Freunden in Subud zusammen bin. Das ist der Ort, wo ich versuche, so still zu sein, dass der heilige Geist mir, wenn er will, etwas Wichtiges mitteilen kann. Vielleicht ist der heilige Geist hier, während Sie mich necken, weil Sie unter allen Umständen etwas über den heiligen Geist erfahren wollen, obwohl Sie behaupten, nicht an so etwas zu glauben. Vielleicht wollen Sie ja eigentlich doch daran glauben – um mich für das Necken ein wenig zu revanchieren. Was sagen Sie dazu?«

»Auf jeden Fall muss ich zugeben, dass Sie sich gut geschlagen haben mit Ihren Erklärungen, was der heilige Geist sei.«

»Um ganz ehrlich zu sein: Es imponiert mir selbst. Endlich ist es jemandem gelungen, mir den heiligen Geist zu erklären.«

»Und wer war das?«, fragt Morten.

»Das war wohl kein geringerer als der heilige Geist selbst!«, lacht seine Mutter.

»Nein, ich muss schon sagen, das war sehr schwer verständlich!«, seufzt Morten. »Wann, dachtest du, soll ich das Vaterunser lernen?«

»Wirst du nicht langsam etwas müde?«

»Du versuchst dich nur herauszureden. Du genierst dich vor Mama.«

»Da haben Sie's«, lacht seine Mutter. »Das muss der heilige Geist sein: Morten weiß etwas über Sie, was Sie verschweigen wollten. Dass Sie Sorge haben, jemand könnte über Sie lachen, wenn sie zu erkennen gäben, woran Sie glauben. Ich kann das Vaterunser wohl auch, habe schließlich auf der Schule auch einmal von allem etwas gepaukt. Aber das Vaterunser wurde mittlerweile gewiss verändert.«

»Ich mag, ehrlich gesagt, die alte Fassung am liebsten und komme hoffnungslos durcheinander mit der modernen Version.«

»Dann nehmen wir die alte«, entscheidet Morten.

Vater unser,
der Du bist im Himmel!
Geheiligt werde Dein Name.
Dein Reich komme.
Dein Wille geschehe,
wie im Himmel, also auch auf Erden.
Unser tägliches Brot gib uns heute.
Und vergib uns unsere Schuld,
wie auch wir vergeben unseren Schuldigern.
Und führe uns nicht in Versuchung,
sondern erlöse uns von dem Bösen.
Denn Dein ist das Reich und die Macht
und die Herrlichkeit in Ewigkeit.
Amen.

»Das war ja das reinste Gebetstreffen!«, meint die Mutter lachend zu Morten.

»Wartet nur, es kann noch schlimmer werden. Ich bin ein alter Freund von Bruder Åge Samuelsen. Fühlen Sie sich nicht zu sicher«, drohe ich scherzhaft.

Kjære Morten

Jeg vet at du skal dø
men det er ikke så farlig
du er guds skapning
du dør aldri. Når du er
i himmelen er det nesten
som om du aldri har dødd
du kjenner det jo ikke.

eirik

11

Lieber Morten!

An den vergangenen Samstagen las ich, was du geschrieben hast. Und jedes Mal stieg ein gutes Gefühl in mir auf. Du wirkst so unglaublich gütig und umsichtig den Menschen gegenüber. Ich glaube ganz fest, dass Gott dich in den Himmel holen wird. Dort wirst du anderen Seelen begegnen, die vor dir fortgegangen sind. Ich selbst habe gar keine Angst vor dem Sterben, weil ich weiß, dass uns etwas ganz Phantastisches erwartet. Etwas, das nur von Liebe erfüllt ist.

Gott hat sicher mit alldem etwas vor, Morten, und wenn du hinauffliegst aus deinem Körper, wird Gott dich mit Wärme und Liebe empfangen. Ich bin dir dankbar dafür, dass du Simon deinen Brief geschickt hast, weil er mir beim Lesen viel zu denken gab. Ich habe begriffen, dass die Liebe das Wichtigste im Leben ist und alle Menschen einander lieb haben sollen. Vielleicht werden wir einmal ein Ende machen mit allem Krieg und Elend.

Lieber Morten

Ich weiß, dass du sterben wirst, aber das ist nicht so schlimm. Du bist Gottes Geschöpf, du stirbst nie. Wenn du im Himmel bist, ist es fast so, als wärst du nie gestorben. Du merkst ja nichts davon.

Eirik

Wenn alle Menschen zusammenhalten und miteinander arbeiten. Auf ein Wiedersehen, Morten.

Janecke, 14 Jahre

Hallo!

Ich heiße Arne Marino Aarås und bin acht Jahre alt, und ich gehe auf die Kurland-Schule in Lørenskog und habe ein Hobby, nämlich Tischtennis, und ich habe ein Lied gemacht, das du hören sollst. So geht das Lied:

Der Himmel, der ist licht und blau.
Die Sonne scheint mit einem Lächeln.
Und das ist wohl ein Tag,
als käm das Glück zu dir und mir.
Der Tag, den ich erwartet hab.
Da ist der Himmel licht und blau,
die Sonne gelb und schön.
Und auch das Finstre wird licht
da gibt's das Böse nicht,
nur noch schön ist's überall.

Das war mein Lied.

Arne Marino, 8 Jahre

»Das Lied gefällt mir sehr gut.«
»Es kommen viele schöne Gedichte. Hier ist noch eins:«

Ich kletterte hoch hinauf
in meinen Baum,
saß oben auf
gegen den Himmel.
Da war's,
als säh ich Gott.

Emily, 3. Klasse, Kristiansand

»Stian, der 9 Jahre alt ist, schreibt: Wenn er jemals Gott begegnen würde, würde er ihm viele Fragen stellen. Und dann fragt er noch, welches Fach du in der Schule am liebsten hattest.«

»Mein bestes Fach war Norwegisch, denn ich schreibe so gern Geschichten. Deshalb wollte ich auch Journalist werden. Manchmal dachte ich daran, dicke Bücher zu schreiben. Ein paar unheimliche Bücher und solche zum Lachen, das sind meiner Meinung nach die besten Bücher.«

»Welche Bücher zum Beispiel?«

»Die Michel-Bücher.«

»Da hast du bei mir ins Schwarze getroffen, Morten! Die Bücher von Michel aus Lönneberga gehören zum Besten, was ich kenne. Vor ein paar Jahren bekam ich zum Geburtstag ein Video mit Michel und dem Ferkelchen. Das habe ich mir oft angeschaut.«

»Und dann mag ich noch Karlsson vom Dach.«

»Volltreffer, Morten.«

»Wir beide sind uns wohl in fast allem einig. Manchmal, wenn ich deine Spalte in der *Abendpost* las, glaubte ich fast, ich hätte sie selbst geschrieben. Und wenn ich mir dann dein Bild ansah, saß ich einfach da und habe mit dir geredet. Manchmal fragte ich dies und jenes, und ich glaubte, du antwortetest sogar.«

»Ich habe auch das Gefühl, als würden wir uns schon lange kennen. Gerade so, als hätten wir schon oft miteinander Gespräche geführt.«

»Diese Briefe sind eine gute Sache, sie sind, als würde jemand mit mir reden. Aber ich schaffe es nicht, sie alle zu beantworten. Es sind so viele, und wir haben so viel anderes zu tun. Außerdem werde ich so schnell müde.

Gestern las Mama ganz viel aus der Bibel vor. Sie fragte, was sie vorlesen solle, da sagte ich: Fängt man beim

Bücherlesen nicht vorne an? Aber da lachte sie. Denn die Bibel ist ja riesig dick, obwohl ihre Blätter so dünn sind. Wahrscheinlich hast du auch nicht alles ganz gelesen.«

»Oh nein, bestimmt nicht. Aber ich habe meine Lieblingsstellen in der Bibel. Ich lese viel in den Sprüchen König Salomos. Er war nämlich ein großer Dichter. Und vieles von dem, was er schrieb, ist auch sehr lustig.«

»Mama begann mit dem Anfang. Und das war genau darüber, wie Gott alles Mögliche erschaffen hat. Wir sprachen ja davon, du und ich. Dabei habe ich gemerkt, es unterscheidet sich gar nicht sehr von meinen Vorstellungen, wie alles gemacht wurde.«

»Ich habe es auch noch mal gelesen. Es ist fast unglaublich, wie alles mit der Evolutionstheorie übereinstimmt. Zuerst das Universum und die Erde, dann Meer und Land, Blumen und Bäume, Fische, Vögel, Säugetiere. Und zum Schluss der Mensch.«

»Die Menschen sollen über alles herrschen, sagt er. Weil der Mensch ganz anders ist als alles sonst.«

»Das ist wohl richtig. Kürzlich hörte ich, das menschliche Gehirn sei tausendmal komplizierter als das Universum. Jedes einzelne Gehirn! Die Forscher sagen, im Universum gäbe es nichts, was so kompliziert und unverständlich ist. In jedem Gehirn sind hundert Millionen Gehirnzellen, und jede Zelle hat einen dünnen Verbindungsfaden zu anderen Zellen. Und keiner kann erklären, wie sie alle zusammenhängen. Ebenso merkwürdig ist, dass jedes Gehirn sich von allen anderen Gehirnen völlig unterscheidet.«

»Und dennoch können wir einander verstehen und uns Neues sagen, und uns lieb haben.«

»Das ist einer der Gründe, warum es mir nicht gelingt,

nicht an Gott zu glauben. Wir können einfach nicht bloß zufällig so geschaffen sein, wo wir doch so unglaublich kompliziert und alle so verschieden sind und uns doch lieb gewinnen können. – Erträgst du es jetzt, einen Erwachsenenbrief zu hören?«

»Ich werd's riskieren.«

»Einen Teil werde ich dir ersparen und nur ein Stück aus dem Brief vorlesen:«

Letzten Freitag sollte ich etwas aus einem Schrank heraussuchen. Auf dem Stuhl daneben lag mit der Rückseite nach oben eine Abendpost. Ich fange an »Ein seltsamer Brief« zu lesen. Atemlos lese ich weiter und vergesse dabei 20 Minuten lang das Wasser, das ich zum Kochen aufgesetzt hatte. Es fehlte nicht viel, und der Kessel wäre kaputt gewesen.

Doch nun weiß ich wenigstens, dass der elfjährige Morten auf ewig eine Bedeutung für mich haben wird, für mich, die ich jetzt bald 55 Jahre alt bin. Und ich weiß, ich werde ihm dankbar sein für seine Weisheit und Tiefe. Sein Brief machte mir auch klar, was »Schräg gedruckt« eigentlich ist: ein Sokrates-Marktplatz, auf dem die Seelen sich begegnen können. Ein riesiger Platz, auf dem sich die Seelen über das Wichtigste in Leben und Tod austauschen. Morten versteht alles, was wert ist, verstanden zu werden; hier auf dieser Welt und in allen anderen Welten.

Kari R.

»Das war der letzte Erwachsenenbrief! Ich will keinen mehr hören.«

»Ist es denn nicht schön zu erfahren, was deine Zeilen einem Erwachsenen bedeuten?«

»Es ist aber wohl nicht nötig, so dick aufzutragen. Die Erwachsenen übertreiben so maßlos.«

»In welcher Hinsicht?«

»Dass ich alles auf dieser Welt und in allen anderen Welten verstünde. Dann brauchte ich mit dir nicht so viel zu reden und hätte auch nicht zur Schule gehen müssen.«

»Sie sagte nicht, du verstündest *alles*, sondern alles, was wichtig ist.«

»Ja, du bist ja selbst erwachsen und findest es wohl gescheit, solche Sachen zu sagen. Ich finde es viel besser zu hören, was Leute sagen, solange sie Kinder sind, weil die nicht so gewaltig übertreiben.«

Hallo Morten!

Ich habe im Fernsehen die Sendung »Mitten im Fettauge« gesehen. Einmal hieß es da, dass es scheußlich sein werde, nach dem Jahre 2000 auf der Erde zu leben. Eine Hellseherin sagte das. Sie hatte schon vieles vorausgesagt, was dann wirklich eingetroffen ist. Ich bekam große Angst, obschon ich wusste, dass nur Gott wirklich weiß, was geschehen wird. Da sagte Mama, es gebe einen Jungen namens Morten, der sterben muss, obwohl er erst elf Jahre alt ist. Und er sei fort gewesen, beinahe tot, und hätte dort etwas Schönes gesehen. Da hatte ich keine Angst davor zu sterben und wurde ruhig.

Siri

»Solche hellsichtigen Damen mag ich nicht so gern. Das ist purer Bluff, und es ist dumm, so jemanden in »Mitten im Fettauge« zu zeigen. Die können sich doch denken, wie viele Kinder dadurch Angst bekommen. Manche glauben ja solchen Leuten. Ich weiß nicht, was ich sagen soll, aber als Mama gestern in der Bibel las, las sie auch eine Stelle weit hinter der über die Schöpfungsgeschichte vor. Da ging es um Jesus und alles, was er getan hat. Ich weiß nicht genau, ob er hellsichtig war, auf jeden Fall hat er keine kleinen Kinder zu Tode erschreckt. Soweit ich es verstanden habe, wanderte er lieber umher und half den Menschen. Darauf kommt es wohl an.«

»Ja, darum geht es. Wir sollen einander helfen, dazu sind wir da. Etwas davon wollte Jesus uns wohl zeigen.«

»Aber es ist schon merkwürdig, von all dem zu hören, was er fertig brachte: auf dem Wasser gehen und solche Zauberkünste.«

»Was er tat, hatte immer einen Sinn, er tat es nicht, bloß um Kunststückchen zu zeigen.«

»Das habe ich auch kapiert. Du brauchst mir nicht alles zu erklären.«

»Entschuldige, ich vergaß mich.«

»Ich finde es sehr schön, all dies über Jesus zu erfahren. Deshalb hat Mama versprochen, noch mehr vorzulesen. Papa auch. Er kommt morgen nach Hause und hat mir am Telefon gesagt, dass er weiterlesen wird.

Ich bin jetzt viel müder als früher. Mama glaubt oft ich schlafe, und ich schlafe auch fast. Wenn ich aber aufwache, kann ich mich an alles erinnern, was sie vorgelesen hat.«

Lieber Morten!

In der letzten Stunde sprachen wir über das Christentum. Da lasen wir von Jesus, der einen Toten auferweckte. Denk dir, wie schön es wäre, wenn man die Toten wieder zum Leben erwecken könnte.

Ich habe viele Freunde, und meine Familie ist ganz prima. Schade, dass du dich einsam gefühlt hast, ehe du krank geworden bist, aber gut, dass du jetzt spürst, wie manche Menschen dich lieb haben. Ich habe darüber nachgedacht, wie glücklich ich bin, so viele Freunde zu haben. Dabei kam ich auf eine Sache: Je mehr Freunde man hat, desto weniger fürchtet man, sie zu verlieren, doch um so rascher kann man sie verlieren. Das klingt gewiss dumm.

Viele Grüße

Kaja, 9 Jahre

»Das war gar nicht nicht dumm. Auf den Brief will ich etwas antworten: Ich finde, Kinder sollten aufhören, sich für dumm zu halten. Es ist sicher nicht gesund, so etwas von sich zu glauben. Was du da über Freunde sagst, finde ich jedenfalls ziemlich klug. Aber wir dürfen wohl froh sein, dass wir die Toten nicht ins Leben zurückrufen können. Es würde sonst ganz schön voll auf der Erde. Was mich betrifft, so habe ich allerdings vielleicht genau das erlebt. Ich war eine Weile ganz tot und sah viel Seltsames, von dem ich weiß, dass es auf der anderen Seite des Sterbens liegt. Ich habe Simon davon erzählt. Falls etwas aus dem Buch wird, das er schreiben will, wird darüber wohl auch etwas drin stehen.

Früher wusste ich nicht viel von Jesus; doch habe ich nun von Simon genug erzählt bekommen und bin froh, dass nicht auch wir alle Künste beherrschen, über die Jesus verfügte. Denn wir hätten sie bestimmt nicht nur zum Guten angewendet. Es geht nicht bloß darum, Merkwürdiges tun zu können, sondern auch darum zu wissen, wann man es tun soll und wann man es lassen muss. Und Jesus hat ja gar nicht so sehr viele vom Tod erweckt, nach dem, was Simon mir erzählt hat. Dazu war Jesus wohl zu klug, vermute ich.«

»Das war eine gute Antwort, Morten.«

»Ich dachte mir, wenn du dieses Buch machst, wäre das auch schön für mein Geschwisterchen, das in Mamas Bauch liegt. Da kann es über mich lesen, sobald es etwas größer ist, und dann ist es in etwa so, als würden wir einander kennen. Was sagst du dazu?«

»Das finde ich fast genial. Ich habe übrigens ein Geschenk für dein Geschwisterchen bekommen.«

»Ein Geschenk?«

»Eine Frau, die auf Nordstrand lebt, rief mich an. Sie ist 85 Jahre alt.«

»Dann ist sie ja noch älter als du!«

»Sie ist aber eine muntere Dame! Sie erzählte, sie habe vor kurzem einen Unfall gehabt, weshalb sie aufhören musste mit dem Turnen, Schwimmen und Volkstanz. So hat sie jetzt Zeit übrig, obwohl sie auf der Seniorenuniversität viel beschäftigt ist. Gerade war sie auf einer Reise für Rentner nach Dänemark und hat während der ganzen Busfahrt gestrickt. Das Resultat siehst du hier.«

»Was ist denn das?«

»Eine Strampelhose für dein Geschwisterchen. Es soll aber eine Überraschung sein; du darfst deinen Eltern also noch nichts verraten.«

»Die ist aber schön, das muss ich schon sagen. Wie würdest du die Farbe nennen?«

»Blasstürkis, würde ich sagen. Sehr, sehr schön. Jetzt rief sie noch einmal an: Es täte ihr leid, aber sie habe vergessen, eine Farbprobe beizulegen von gelbem Garn, das sie noch habe. Wenn es dir gefällt, könne sie noch eine Strampelhose stricken.«

»Gelb ist meine Lieblingsfarbe.«

»Auch darin sind wir uns einig, Morten. Ich glaube fast, wir sind Zwillingsseelen.«

»Wenn sie also noch eine gelbe stricken will, dann ...«

»Ich glaube fast, das können wir ihr nicht zumuten. Denk doch, sie ist 85.«

»Was meinst du mit Zwillingsseelen?«

»Ich meine, wir sind einander in so vieler Hinsicht ähnlich.«

»Papa hat mir erzählt, dass du deinen Namen gewechselt hast.«

»Ja, das tat ich. Ich wollte Simon heißen.«

»Das ist ja seltsam. Ich habe nämlich meinen Namen auch selbst ausgesucht.«

»Hast du so was schon gehört!«

»Ich hatte einen ganz anderen Namen, den ich aber nicht mochte. In meinem Kindergarten gab es einen Jungen, der Morten hieß. Er war der einzige Freund, den ich je hatte. Er war immer lieb zu mir, und er war ziemlich stark. Er hieß Morten. Da begann ich zu sagen, ich hieße auch Morten. Nannte mich jemand bei dem andern Namen, fing ich an zu weinen, weil ich Morten heißen wollte. Und dann sagte Mama eines Tages: Du bist ja nicht einmal getauft, dann nennen wir dich doch besser von jetzt an Morten.«

»Den Namen bekommt man ja nicht erst mit der Taufe. In den staatlichen Urkunden stehst du sicher noch mit dem alten Namen.«

»Das macht nichts. Wie die Leute mich nennen, so heiße ich. Der andere Name steht bloß auf dem Papier. Aber ich wünschte, ich könnte getauft werden. Ich glaube, das wäre schön.«

»Es ist schön, getauft zu sein.«

»Ein Mädchen auf der Schule sagte, wenn du nicht

getauft bist, bist du kein Gotteskind. Und dann kannst du nicht in den Himmel kommen.«

»Das ist nicht wahr, und das weißt du auch, weil du weißt, dass du in den Himmel kommst.«

»In der Taufe wirst du Gottes Kind, sagte sie.«

»Manche sagen das. Ich glaube nicht, dass es so ist. Wir sagen Vater unser, wenn wir beten, weil Gott der Vater aller Menschen ist. Es ist schrecklich, dass jemand so etwas behaupten kann. Genau das meine ich, wenn ich sage: Sie tun das, um Macht über Menschen zu bekommen.«

»Trotzdem wünschte ich, ich könnte getauft werden.«

»Das kannst du. Doch muss ich da wieder von diesen, meinen Pfarrern sprechen. Ich weiß von einem, der würde auf der Stelle mit mir kommen, wenn ich ihm sagte, es gibt da einen Kranken, der getauft werden will.«

»Ich will aber keine Pfarrer hier haben, das weißt du. Ich bin nicht bloß krank, sondern todkrank.«

»Und du bist sehr störrisch.«

»Es ist mein Leben und auch meine Taufe.«

»Die Taufe hat aber nicht nur mit dir zu tun. Sie ist eine Verbindung mit Gott, und es ist die Aufgabe der Pfarrer, sich um diese Verbindung zu kümmern.«

»Nicht ich bin hier der Starrkopf, sondern du. Du kannst mich doch wohl auch taufen. Weißt du nicht, wie man das macht?«

»Das weiß ich schon, weil ich fünf Kinder habe und vier Enkelkinder, die getauft sind, und außerdem bin ich bei vielen Kindern Pate. Ich finde die Taufe eine der schönsten und bedeutendsten Handlungen, die wir in der Kirche haben.«

»Ich kann ja nicht in die Kirche gehen.«

»Es ist gut möglich, zu Hause getauft zu werden.«

»Dann kannst du das doch wohl machen?«

»Jetzt will ich ganz ehrlich zu dir sein.«

»Bist du das nicht die ganze Zeit?«

»Das bin ich. Wenn ich aber in diesem Punkt ehrlich mit dir sein soll, so muss ich sagen, ich glaube, wenn jemand im Sterben liegt, wenn er sehr krank ist und dem Tode nah, dann kann wohl jemand anders als ein Pfarrer ihn taufen.«

»Dann kannst du es also tun, wenn ich im Sterben liege.«

»Ich bin mir nicht sicher. Ich will aber jemanden fragen, der sich damit auskennt, und sage dir dann, was ich erfahren habe.«

»Das musst du mir versprechen.«

»Ich verspreche es dir.«

»Ich werde so viel schneller müde als früher; deshalb muss ich jetzt schlafen. Aber du kommst doch wieder?!«

Kjære Morten

Tenker du noen ganger på Gud eller Jesus, det gjør jeg. Jeg er kristen, er du, hvis jeg noen gang får møte Gud er det mange spørsmål jeg ville ha spurt om. Vilket fag var det du likte best det beste fage jeg vet er matte.

Venlig
hilsen
Stian

12

»Was ist mit der Taufe?«

Das ist das Erste, wonach er mich bei meinem nächsten Besuch fragt.

»Es muss nicht notwendigerweise ein Pfarrer die Taufe vollziehen, wenn es ganz schnell gehen muss.«

»Dann sollst du mir versprechen, dass du es tun wirst. Denn du weißt ja, wie es gemacht wird. Und dabei sollst du mich auf den Namen Morten taufen, denn ich will im Himmel nicht mit einem anderen Namen herumlaufen. Versprich mir das.«

»Falls es nötig ist, werde ich es tun.«

»Jetzt bin ich aber froh. Nur weiß ich nicht, wie dir zumute ist. Du siehst eigentlich gar nicht froh aus.«

»Ich freue mich schon. Aber ich habe eigentlich nicht das Gefühl, dass ich das Recht habe, Menschen zu taufen.«

»Wenn es erlaubt ist, so ist es erlaubt.«

»Vieles ist erlaubt, was wir aber dennoch nicht tun sollten. Wir müssen sicher sein, dass es nicht nur erlaubt ist, sondern auch recht.«

Lieber Morten

Denkst du manchmal an Gott oder Jesus? Ich tue das. Ich bin Christ. Du auch? Sollte ich Gott einmal begegnen, würde ich ihm gern viele Fragen stellen. Welches Fach hattest du am liebsten? Mein Lieblingsfach ist Mathe.

Viele Grüße, Stian

»Nun, dann frag doch Gott, da wirst du schon hören, dass es recht ist. Sag mal, gibt es irgendeinen Brief heute, der vom Himmel handelt?«

»Ich glaube schon, lass mich mal eben im Stapel nachsehen.«

»Such nur welche heraus und lies. Wenn du glaubst, ich schlafe, so stimmt das nicht unbedingt, denn ich erinnere mich hinterher an alles.«

Er schläft sofort ein. Ich sitze eine Weile still. Es ist schön, ihn anzuschauen. Ich habe viele schlafende Kinder gesehen. Aber er hat mich gebeten zu lesen, selbst wenn er schläft, und ich habe viele ungelesene Briefe.

Lieber Morten!

Vielen Dank dafür, dass du dem Tod ein positives Gesicht gibst. Ich bin ein Mädchen, das immer Angst vor dem Tod hatte. In mir drin fühle ich mich klein und ängstlich. Meine Großmutter starb vor vielen Jahren, und ich vermisse sie noch immer. Eines Nachts, als ich schlief, träumte ich von ihr. Sie war bei mir und sagte, ich solle keine Angst haben, weil sie auf mich aufpassen werde. Das ist ein guter Gedanke und ein herrliches Gefühl zu wissen: Sie ist da, selbst wenn ich sie nicht sehen kann. Wenn du also meine Großmutter triffst, dann frag sie doch, ob sie dir nicht beibringen kann, wie du auf dein neues Geschwisterchen aufpassen kannst. Meine Großmutter hieß Gønner, so heißen nicht viele; sie wird also leicht zu finden sein.

Ich wünsche dir alles Gute nach dem Tod und hoffe, dass du es auch jetzt nicht schlecht hast!

Christina

Lieber Morten!

Ich weiß, dass dir nur noch wenig Zeit bleibt. Gerade habe ich meine liebe, gute Großmutter verloren, die ich so gern hatte. Sie dachte genau wie du. Sie freute sich darauf, in den Himmel zu kommen und alle wiederzusehen. Sie hatte ihre Mutter schon mit dreizehn Jahren verloren.

Am Ende werden wir uns alle treffen, und dann werde ich dir begegnen. Der Himmel ist sicher ein wunderschöner Ort. Ich freue mich darauf, dir zu begegnen. Da werde ich über die grünen Felder laufen und all die Blumenwiesen, werde auf die Apfelbäume klettern, und wenn ich dich sehe, rufe ich: Hei, Morten! Auf der Erde kannte ich dich zwar nicht, aber hier oben können wir gute Freunde werden.

Solveig Victoria, 11 Jahre

Hallo Morten!

Eines Nachts hatte ich einen Traum. Ich war in dem Haus, wo ich meine Kindheit verbracht hatte. Dort lief ich herum, ganz verzweifelt auf der Suche nach all meinen alten Briefen. Ich musste *jeden finden, und die Zeit war knapp. Endlich hatte ich es geschafft. Ich sammelte alle Briefe zu einem großen Haufen und begann, sie allesamt in kleine Fetzchen zu reißen. Endlich war ich fertig. Mit einem Seufzer der Erleichterung warf ich alles in den Müll.*

Dann wandelte sich das Bild. Ich stand vor einer Tür. Von drinnen ertönte Flötenmusik. Ich öffnete die Tür, ging hinein und kam in einen großen Raum. Der war licht, aber nicht zu hell. Einige Hippies saßen in den

Ecken und spielten gedämpft auf ihren Flöten. In der Mitte auf dem Boden tanzten Männer, Frauen und Kinder in einem großen Kreis. Sie trugen Kittel in Pastellfarben und bewegten sich anmutig zu der Musik. Jemand wandte sich nach mir um und öffnete vorsichtig den Kreis für mich. Als ich erwachte, dankte ich Gott, dass er mir den Himmel gezeigt hatte.

Vibeke

Lieber Morten!

In vieler Hinsicht finde ich, dass du es gut hast. Du weißt, wie du sterben wirst: Eines Tages wirst du einschlafen, umgeben von allen, die du lieb hast. Ich habe schreckliche Angst davor, zu ertrinken, erwürgt oder sonstwie Gewalt ausgesetzt zu werden oder bei einem Unfall zu sterben. Außerdem fürchte ich, all meine Lieben zu verlieren. Ich wünschte, wir könnten uns eines Tages begegnen.

Ellen, 15 Jahre

Hallo Morten!

Oft habe ich geträumt, ich wäre nahe daran zu sterben. Wenn ich von solchen Träumen erwache, ist es so, als käme ich in ein neues Leben. Aber oben im Himmel ist es viel besser als hier auf der Erde. Hoffentlich schaffst du es noch, dies zu lesen. Viel Glück, ich werde an dich denken.

Ein Mädchen, 11 Jahre

Morten!

1993, als ich so alt war wie du jetzt, befiel mich auch eine Art Krankheit – längst nicht so schlimm wie deine, aber ich bekam Angst. Das führte dazu, dass ich es nicht mehr wagte, in die Schule zu gehen oder bei Freunden zu sein. Ich wollte nicht einmal nach draußen, traute mich bloß noch, Donald Duck zu lesen, sonst gar nichts. Nach einem halben Jahr half mir ein Psychologe. Ich probierte vieles aus, sogar zu Gott zu beten. Das half ein wenig. Ich wüsste nur zu gerne, ob du an Gott glaubst, wo du doch an ein Leben nach dem Tod glaubst.
Du hast mir übrigens wieder aufgeholfen, denn du hast mich dazu gebracht, das Leben zu genießen, solange ich es habe, und die Dinge, die geschehen, geschehen zu lassen.

Sag mal, fürchtest du dich nie vor dem Sterben? Wie war es für dich, als du merktest, dass du dabei warst zu sterben? Wie hat sich das angefühlt? Gibt es irgendeinen Grund für mich, Angst davor zu haben?

Marius, 13 Jahre

Er schlief die ganze Zeit, während ich las. Plötzlich wachte er auf.

»Ich will versuchen, mich an diese Großmutter namens Gønner zu erinnern. Dort oben sind wohl so viele, dass sie nicht leicht zu finden sein wird. Aber es wäre doch lustig, sie von ihrem Enkelkind zu grüßen!

Es ist schon dumm, dass ich nicht all denen antworten kann, die Angst haben vor dem Sterben. Solltest du Zeit haben, kannst du ihnen sagen: Sie können an Gott glauben, denn, dass es ihn gibt, das weiß ich ganz sicher.«

»Einer fragt, ob du Angst bekamst, als dir aufging, dass du dabei warst zu sterben.«

»Davon habe ich doch schon früher erzählt. Mir wurde nicht bange, als ich es den Arzt sagen hörte. Als ich nämlich sehr krank war, begriff ich, dass ich kurz vor dem Tod stand. Einmal glaubte ich, schon wirklich tot zu sein. Nicht da, als ich davonflog, sondern das Mal davor, da fürchtete ich mich ein wenig, doch hatte ich solche Schmerzen, dass es nicht besonders angenehm war, noch länger zu leben. Jetzt habe ich gar keine Angst mehr.

Merkwürdig, was das Mädchen vom Himmel träumte. Wie stellst du es dir dort vor?«

»Davon weiß ich gar nichts, denn ich war noch nicht dort, so wie du. Ich kann ihn mir nur so vorstellen wie einen phantastischen Garten mit wunderschönen Bäumen und Blumen, vielen Tieren und Menschen, die sich nie streiten, sondern einander immer gut sind. Ich glaube, ich darf dort mit meinen Freunden Klarinette spielen, und ich glaube, dass es dort eine Menge kleiner Läden gibt, wo man gratis Eiscreme bekommt, die nicht dick macht.«

»Eiscreme im Himmel!«

»Ja, so wie in dem Gedicht von einem Jungen namens Christoffer; er ist fünf einhalb Jahre alt. Das Gedicht geht so:

Eiscreme ist gut
Eiscreme in meiner Seele
Eiscreme ist Gottes Wille
und Vanille!

Wenn Eiscreme Gottes Wille ist, muss es im Himmel doch wohl viel Eiscreme geben. – Natürlich ist das alles barer Unsinn. So ist es nicht im Himmel. Aber ich kann nicht anders, als in solchen Bildern, die mir hier aus der Erdenwelt vertraut sind, zu denken.«

»Aber du sagst, du kämst ganz sicher dorthin. Wie kannst du das wissen?«

»Vielleicht hat das mit folgender Geschichte zu tun, die freilich ein bisschen dumm ist: Einmal machte ich eine Sendereihe, samstagabends im Radio. Ich hatte ein paar Leute um einen Tisch sitzen, und dann redeten wir über Gott und die Welt, und zwischendrin sangen und spielten wir ein wenig. An einem dieser Abende hatte ich einen bekannten Prediger bei mir. Er hieß Åge Samuelsen, und jeder nannte ihn Bruder Åge. Er war allen Pfarrern böse, weil sie es ihm verweigert hatten, seine Ansprachen in Kirchen zu halten. Deshalb saß er im Studio und sprach die ganze Zeit davon, dass wenn er sterben würde und in den Himmel käme, er neben dem heiligen Petrus an der Tür zum Paradies stehen und aufpassen würde, dass keiner der Pfarrer hineinkäme.«

»Der heilige Petrus, wer ist das?«

»Er war einer der zwölf Männer, die hier auf der Erde mit Jesus zusammen waren. Er war derjenige, der im Auftrag Jesu die Kirche begründen sollte. So kam es dazu, dass die Leute sagen, Sankt Peter stehe am Himmelstor und habe zu bestimmen, wer hineindarf. Und dort wollte also Bruder Åge neben ihm stehen. Anne-Cath Vestly war in derselben Sendung auch dabei und versuchte die ganze Zeit, Bruder Åge zu überreden, die armen Pfarrer doch hineinzulassen. Aber nein, er wollte nichts davon hören. Dann aber wurde seine Stimme plötzlich ganz lieb und freundlich – ich hab's auf Kassette und höre es ziemlich oft –, und er sagte: Wenn ich dich dann irgendwann gemächlich daherkommen sehe, Simon, werde ich zu Petrus sagen: ›Du, dort im Paradies ruft jemand nach dir; ja es war bestimmt Gottvater selbst!‹ Dann läuft Petrus hinein, und ich werde dich zur Tür hineinschmuggeln, Simon, ohne dass irgendjemand es merkt.

Nur wenige Wochen nach dieser Radiosendung starb Åge Samuelsen. Ich sehe ihn vor mir, wie er dort an der Himmelspforte steht und auf mich wartet. Er trägt einen weißen Anzug und einen großen, weißen Panamahut, ein wenig schief aufgesetzt; den trug er dauernd, gegen Ende seines Lebens.«

»Glaubst du das wirklich?«

»Nein, natürlich glaube ich nicht genau so daran. Aber es tut sehr gut, daran zu denken, finde ich. Und ich glaube tatsächlich, dass ich in den Himmel komme. Ich glaube an fast alle Verheißungen des Christentums. Die Drohungen vermag ich nicht ganz ernst zu nehmen, denke oft, alle Begrenzungen und Einschränkungen sind von Menschen gemacht. Auf jeden Fall habe ich mich entschlossen: Ich werde in den Himmel kommen, ganz gleich, was auch geschieht.«

»Wenn du willst, kann ich dir etwas von der Zeit erzählen, als ich fort war.«

»Ich warte schon ziemlich lange darauf.«

»Ein Teil davon ist geheim, das, was ich dir schon früher erzählt habe – das Gleiche, was die Frau, die im Garten lag, zu dir gesagt hatte. Aber den Rest kann ich allen mitteilen. Es war zu der Zeit, als ich am allerschlimmsten krank war. Ich lag in einem Krankenhaus und hatte eine Menge Schläuche, Leitungen und solche Sachen am ganzen Körper. Mama und Papa waren mit mir dort, und eine Krankenschwester blieb die ganze Zeit bei mir. Ich lag bloß da und schlief, hörte aber alles, was sie sprachen. Ziemlich lange war es mir sehr schlecht gegangen, doch jetzt fühlte ich mich besser.

Da begann ich zu fliegen, irgendwie. Ich strömte einfach aus meinem Körper hinaus, lag ruhig und schwebte in der Luft. Ganz oben unter der Zimmerdecke lag ich und blickte hinunter auf alles, was da war. Ich sah mich im Bett liegen, sah, dass ich sehr krank aussah, ganz weiß im Gesicht; daneben Mama und Papa und die Krankenschwester. Sie hielt meine Hand und fühlte nach dem Puls, und plötzlich war sie ganz erschrocken. Sie lief hinaus und kehrte mit einem der Ärzte zurück. Er begann mich zu untersuchen, leuchtete mir mit einer Taschenlampe in die Augen und noch verschiedenes andere. Ich sah alles. Dann sagte er zu Mama und Papa: ›Es wird jetzt wohl nicht mehr sehr lange gehen. Ich glaube, Sie müssen sich darüber im Klaren sein, dass er ganz bald sterben wird.‹

Ich rief: ›Nein, ich bin nicht tot! Ich bin hier drinnen. Ich werde noch nicht sterben, ich will zurückkommen.‹ Aber sie hörten mich nicht. Mama und Papa weinten.

Da begann ich durch die Decke zu strömen, durch alle Stockwerke und dann zum Dach des Krankenhauses hinaus. Als ich draußen war, sah ich, dass es dunkel war. Ich hatte keine Angst, es war nur ein sehr angenehmer Wind um mich herum, und ich hörte jemand singen. Es war ein stiller, schöner Gesang. Viele sangen; sehen konnte ich aber niemanden. Ich tat nichts, flog nur höher und höher hinauf. Da sah ich fantastische Wolken oder keine Wolken, sondern schöne Farben, die an mir vorüberschwebten. Ich flog schneller und schneller.

Es wurde sehr hell, so wie mitten in der Sonne. Aber ich wurde nicht geblendet, ich selber war auch nur eine Art Licht. Der Gesang wurde lauter, aber nicht so sehr, dass es unangenehm gewesen wäre. Er war in mir, gerade so, als sänge ich ihn selbst. Ich dachte: Das sollten Mama und Papa sehen. Es war so schön. Trotzdem begann ich mich nach Mama und Papa zu sehnen.

Da kamen viele Menschen zu mir: Sie sprachen mit mir und erzählten mir etwas. Ich fragte, ob dies der Himmel sei, da ich vom Himmel gehört hatte. Sie sagten, das sei nicht der Himmel, aber fast der Himmel. Gott ist nicht hier, aber du bist beinahe dort, wo Gott ist. Ich sagte, ich wisse nichts von Gott; da lächelten sie. Sie entgegneten, ich wisse schon von Gott, nur habe mir niemand von ihm erzählt. Da fragte ich: Wie ist Gott? Das kann dir niemand sagen, antworteten sie. Du musst es selbst sehen und kannst es bald sehen. Was ist bald? fragte ich. Alles ist bald in der Ewigkeit, antworteten sie. Sie fragten mich, ob ich dort sein wolle. Und ich sagte: Gerne, nur jetzt noch nicht. Ich wolle zurück zu Mama und Papa. Da lächelten sie und sagten: Du bist einer von denen, die das selbst entscheiden dürfen. Jetzt kannst du es selbst entscheiden, später aber nicht mehr. Wir werden auf dich warten. Nun weißt du, dass du uns hier hast, wenn du zurückkommst. Jetzt weißt du: Es ist nichts, wovor du Angst zu haben brauchst. Da flog ich zurück.

Ich sah die schönen Farben wieder, und nach einer Weile wurde es dunkel. Ich beugte mich vor, so dass ich hinunterschauen konnte, und sah weit unten die Erde, nach einer Weile auch die Lichter. Das war Oslo. Ich konnte es erkennen, weil ich einmal abends von Bergen nach Oslo geflogen war. Mir war nicht einmal schwindlig; wo mir doch sonst so schwindlig wird, wenn es hoch geht.

Ich dachte, es wird wohl einen gewaltigen Lärm geben, wenn ich wieder durchs Dach hinunter soll, aber nichts davon: Ich strömte einfach durch das Dach ins Krankenhaus und immer weiter hinab durch die Zimmerdecken, quer durch alles hindurch in mein Zimmer zurück. Mama und Papa waren da, und die Krankenschwester auch. Ich sah mich im Bett liegen. Ich war ganz weiß und sah völlig tot aus. Eine Weile schwebte ich oben unter der Zimmerdecke und versuchte, Mama und Papa anzusprechen, weil sie weinten und so traurig aussahen. Ich sah, dass sie sich an den Händen hielten; das hatten sie früher nie getan. Danach strömte ich sozusagen hinunter zum Bett, und dann strömte ich in mich selbst hinein und wurde sehr müde. Gleich darauf erwachte ich und begrüßte sie. Ich muss schon sagen, sie erschraken ganz schön. Vielleicht war's auch kein Erschrecken, sondern eher ein Staunen, auch bei der Krankenschwester.

Danach war ich lange Zeit sehr krank. Doch so nach und nach wurde ich gesünder, bis ich dann zu Mama sagte, ich wolle dir einen Brief schicken.«

Hei
Morten

Jeg har hørt om deg i avisen og
Jeg tenker på deg. Når man er syk
og skal dø da er det bra og ha
en mamma og en pappa som trøster,
men Jeg har et liv foran meg. Jeg
syns det er trist at du skal
dø det syns vi andre også Jeg
Gruer meg til å dø men det blir
lenge til håper du har noen dager
til i ditt liv i hvert fall en uke
hilsen

Lise-Lotte

13

»Mama findet es nicht in Ordnung, dass du das Buch über Ostern schreibst.«

»Will sie nicht, dass es zu diesem Buch kommt? Selbstverständlich machen wir ohne die Einwilligung deiner Eltern kein Buch.«

»Sie wollen es schon, aber Mama sagt, du seist so erschöpft. Deshalb darfst du nicht die ganze Osterzeit arbeiten.«

»Ich glaube, es würde mich mehr erschöpfen, wenn ich es nicht täte. Außerdem geschieht zur Zeit so viel Seltsames. Auch ich bekomme viele schöne Briefe von Leuten, die helfen wollen. Und eine Frau rief an und sagte, sie werde sofort in ihr Gebetszimmer gehen und für mich beten.«

»Gebetszimmer? Davon habe ich noch nie gehört.«

»Ich auch nicht. Aber sie wird wohl so ein Zimmer haben.

Hei Morten

Ich habe von dir in der Zeitung gelesen und denke an dich. Wenn man krank ist und sterben wird, ist es gut, eine Mama und einen Papa zu haben, die einen trösten; aber ich habe ein Leben vor mir. Ich finde es traurig, dass du sterben wirst, und das finden alle anderen auch. Ich fürchte mich davor zu sterben, aber es ist noch lang hin. Hoffentlich lebst du noch ein paar Tage, wenigstens eine Woche.

Viele Grüße, Lise-Lotte

Sie ist auch Mitglied in einer Gebetsgruppe, und die wollen für mich beten. Das passe gut zu Ostern, sagte sie, weil das Ostergeschehen auf uns alle seinen Einfluss hat.«

»Das ist ziemlich seltsam ausgedrückt.«

»Ich verstehe es nicht ganz, fühle aber, dass es wahr ist. So werde ich also wohl zu Ostern schreiben.«

»Frag Mama, ob sie hereinkommen möchte, dann kannst du es ihr selber sagen.«

Sie kommt herein und ich sage es ihr.

»Das mit der Gebetsgruppe und so, davon verstehe ich nichts«, meint sie. »Aber Sie und Morten verstehen das bestimmt.«

»Wir verstehen auch nicht alles, wir sind nur begierig, die Hilfe anzunehmen, die sich anbietet.«

»Ich finde es ein bisschen blöd, dass ich so viele Briefe bekomme und Mama und Papa gar keine.«

»Das stimmt nicht ganz. Hier gibt es einen:«

Lieber Simon!

Ich möchte dich bitten, den Eltern von Morten einen Gruß auszurichten. Sage ihnen, viele warme Gedanken würden zu ihnen gesandt und werden auch nach Mortens Tod weiterhin zu ihnen strömen. Morten wird nicht in Vergessenheit geraten, denn er hat uns so tief beeindruckt. Und seinen Eltern ist es gelungen, dass er jetzt mitten in seiner Krankheit sagen kann: Ich bin glücklich.

Marie, 29 Jahre

»Was sagst du dazu, Mama?«

»Ich sage gar nichts. Ich kann es euch nur gleichtun: begierig die Hilfe annehmen, die kommt.«

»Hast du noch mehr Briefe an sie, Simon?«

»Ich habe noch einige, aber heute gerade nicht bei mir.«

»Dann kannst du mir doch versprechen, sie auf alle Fälle ins Buch zu schreiben.«

»Ich muss wohl langsam vorsichtig sein, noch mehr zu versprechen. In Indonesien sagte mir einmal ein Weiser: Wenn du ein Versprechen gibst, ist es so, als grübest du ein Loch in die Erde. Hältst du das Versprechen nicht, stürzt du in das Loch. Ich bin in manche solcher Löcher gefallen. Es kostet furchtbare Mühe, sich dort wieder herauszuarbeiten. Ich verspreche also nichts, aber wir werden sehen.«

»Es ist so schön mit uns, weil ich jetzt mit Mama und Papa über alles reden kann.«

»Ja, das können wir«, sagt seine Mutter.

»Wir haben ziemlich viel gelernt in diesem Jahr. Jetzt können wir hier sitzen und davon sprechen, dass du nicht mehr lange hier sein wirst. Ich finde es so seltsam, dass es überhaupt möglich ist, über so etwas zu reden. Und dennoch ist es so natürlich, es zu tun. Wir waren ja nie böse miteinander, haben nicht gestritten. Aber jetzt können wir einfach drauflosreden, ohne lange zu bedenken, was wir sagen. Auch Papa und ich. Du hast nie mit uns gestritten, Morten. Vielleicht hättest du das tun sollen.«

»Gibt es denn das, dass man sich mit seinen Eltern streitet?«

»Darüber wird Simon sicher gut Bescheid wissen.«

»Ich bekomme manchmal Briefe dazu, ja. Du übrigens auch, Morten. Hier zum Beispiel:«

Lieber Morten!

Wie geht es? Ich finde es schön, dass du mit deinen Eltern »gut Freund« geworden bist. Mit meinen Eltern streite ich mich andauernd. Das finde ich eigentlich ziemlich dumm. Ich weiß nicht, warum ich mit ihnen zanke, aber ich werde immer wieder mal so fürchterlich sauer auf sie. Sie sind eigentlich total in Ordnung. In letzter Zeit sind sie sogar noch netter geworden – sicher weil mein älterer Bruder ausgezogen ist, wodurch ich sozusagen Einzelkind geworden bin.

Marit, 13 Jahre

»Tja, ich bin nun kein Einzelkind mehr, denn jetzt liegt da ein Geschwisterchen bei Mama im Bauch. Aber da gibt es noch ein Geheimnis, das ich fast nicht noch länger für mich behalten kann.«

»Welches Geheimnis? Das, was du nur Simon erzählen wolltest?«

»Es ist ein anderes Geheimnis, etwas mit einer 85-jährigen Dame.«

»Das klingt sehr mysteriös.«

»Das ist es auch, nicht wahr, Simon?«

»In der Tat.«

»Jetzt bin ich aber neugierig.«

»Sollen wir es sagen?«

»Wir sagen es nicht, sondern zeigen es. Du hast es doch.«

»Unter dem Kopfkissen. Hokuspokus simsalabim!«

»Ja, um alles in der Welt – habt ihr eine Strampelhose gekauft?«

»Nicht gekauft. Wir haben jemanden, der fleißig für uns strickt. Nicht wahr, Simon?«

»Allerdings. Und jetzt sollst du mal sehen, was wir heute von ihr bekommen haben: Simsalabim! Die gleiche Strampelhose in Gelb! Die Strick-Dame sagt, nächstes Jahr zu Ostern wird dein Geschwisterchen sie brauchen können, und dann habt ihr ein richtiges Osterküken im Haus.«

»Was sagst du dazu, Mama?«

»Was gibt es doch für Menschen! Nie hätte ich geglaubt, dass es so viele merkwürdige Menschen gibt.«

»Massenweise. Nur wusstest du das nicht. Simon und ich wissen eine ganze Menge, wovon du nichts weißt. Doch jetzt hast du ja angefangen, so viel in der Bibel zu lesen, da weißt du vielleicht plötzlich auch viel mehr.«

»Wir können die Bibel auch später drannehmen. Vielleicht hat Simon noch ein paar neue Briefe dabei?«

Hallo Morten!

Ich finde es so seltsam, dass man, wenn man stirbt, nie wieder lebendig wird. Ist das nicht seltsam, nirgendwo zu leben?

Line, 8 1/2 Jahre

»Ich wünschte, alle wüssten, was ich weiß. Das könnte Gott doch so einrichten, dass alle wissen: Wenn wir sterben, sterben wir nur hier auf der Erde. Dann hätten wir keine Angst mehr.«

»Dir war aber wohl auch ganz schön bange, ehe du wusstest, was du jetzt weißt?«

»Ja, ich hatte Angst, doch ich glaube, ich wusste immer, dass es mit dem Tod nicht ganz zu Ende ist. Am meisten fürchtete ich mich davor, nicht mehr mit Mama und Papa zusammen sein zu können. Ich habe sie nie gefragt, ob sie Angst vor dem Sterben haben. Hast du Angst davor?«

»Viele Kinder haben mich in Briefen danach gefragt. Jedes Mal muss ich gründlich darüber nachdenken. Ich habe keine Angst davor zu sterben. Aber ich habe Angst davor, Schmerzen zu haben, lange krank und einsam zu sein, anderen Menschen zur Last zu fallen und ganz hilflos zu sein.«

»Das habe ich ja fast alles erlebt.«

»Es war dumm von mir, das zu sagen. So geht's, wenn man einfach drauflosredet, ohne auf den Gesprächspartner Rücksicht zu nehmen.«

»Wir brauchen nicht so viel darüber nachzudenken, was wir sagen. Wir wissen doch alles voneinander. Mich verdrießt nichts von dem, was du sagst. Ich finde es aber schlimm, dass jemand solche Angst vor dem Sterben hat.«

Lieber Morten!

Ich bin 15 Jahre, jung, fröhlich, glücklich, frei. Aber mir ist bange.

Manchmal spüre ich ein fürchterliches Entsetzen, und dann weiß ich, dass ich einmal sterben werde. Einmal wird mein Körper einfach vermodern, für immer. Ich habe ein gutes Leben, und viel davon liegt immer noch vor mir. Aber ich weiß ja, einmal ist es zu Ende damit. Und was kann ich damit anfangen? Nichts! Ich bin hilflos. Es nutzt nichts zu wissen, dass du nicht vergessen wirst und weiterlebst in der Erinnerung der anderen, weil du nicht selber leben wirst! Und das macht mir solche Angst.

Ich bin ja eigentlich Christin und habe mit dem Pfarrer über das Leben nach dem Tod gesprochen. Aber ich kann es nicht glauben. Denn gäbe es ein Leben nach dem Tod, dann hätte es wohl auch ein Leben vor dem Leben gegeben, woran ich mich jedenfalls nicht erinnern kann. Doch gibt es so viel Seltsames auf der Welt, da kann es schon sein, dass auch dies wahr ist. Aber es hilft mir jetzt nichts gegen die Furcht, und ich habe mich schon oft gefürchtet.

Viele Grüße, Cathrine, 15 Jahre

Hallo Morten!

Ich finde es ganz schön dumm, dass so junge Menschen sterben müssen. Als ich in die erste Klasse ging, verlor ich einen Freund. Er wurde von einem Lastwagen überfahren; da trauerte die ganze Klasse. Nie kam mir in den Sinn, ich oder einer aus meiner Familie könnte von einer tödlichen Krankheit befallen werden. Das liegt mir ganz fern.

Tove, 14 Jahre

»Seltsam, dass wir an so etwas nicht denken, wo wir doch wissen, dass jeder einmal sterben muss. Jetzt sieht es so aus, als käme ich drum herum, dass mir jemand, den ich gern habe, stirbt. Aber ich habe oft daran gedacht.«

»Viele wollen nicht an so schwierige Dinge denken. Deshalb wird es dann so schlimm, wenn es geschieht. Wir sollten mehr über den Tod sprechen, denn er ist ja ein Teil des Lebens.

Vor nicht allzu langer Zeit zitierte ein Mädchen etwas, das sie gelesen hatte. Vielleicht entsinne ich mich nicht ganz exakt, aber es lautete ungefähr so: ›Leben und Tod sind eins, gleich wie der Fluss und das Meer.‹«

»Es bleibt aber dennoch schrecklich, wenn jemand, den wir lieben, stirbt.«

Lieber Morten!

Es ist merkwürdig, dass ein so junger Mensch den Tod so leicht akzeptiert. Meine Mutter starb vor einem Jahr, und seither meine ich, es ist viel schlimmer, wenn jemand Liebes aus der Familie stirbt, als wenn ich selbst sterben müsste.

Es ist ganz prima, dass du ein gutes Verhältnis zu deinen Eltern bekommen hast. Das gelingt mir leider nicht. Viel Glück, Morten.

Eva, 14 Jahre

»Wenn Mama oder Papa sterben würde, könnte ich nicht mehr leben. Wenn wir jemanden lieb haben, fürchten wir uns so, ihn zu verlieren.«

Lieber Morten!

Heute ist mir ganz weh. Mein Schmerz rührt her von einer traurigen Nachricht, die ich heute bekam.

Eine Frau aus unserem Freundeskreis wird bald sterben. Vor sieben Monaten bekam sie Kehlkopfkrebs. Die Ärzte sagten, es gebe eine Kur gegen diese Krebsart, und sie könne in einem halben Jahr wieder gesund sein. Die Behandlung war sehr schmerzhaft, und nach einer Weile begann sie zu genesen. Heute jedoch erfuhren wir, dass der Krebs das Gehirn erreicht hat.

Es tut mir so weh, wenn ich mich in Gedanken in sie

hineinversetze. Meine alltäglichen Sorgen sind ganz belanglos im Verhältnis zu den ihren. Ich finde es so schwer zu verstehen, warum so gute Menschen sterben sollen. Sie ist der beste Mensch, dem ich jemals begegnet bin. Sie verdient das nicht, aber Gott entscheidet wohl, was wir verdienen!

Was ist denn eigentlich der Sinn des Lebens? Geht es nur darum, die Familie fortzusetzen? Eine neue Menschengeneration, die heranwächst, um großes Leid zu hinterlassen, wenn sie stirbt?

Es ist wahr, jeder weiß, dass wir eines Tages sterben werden, aber es kommt so plötzlich! Dies berührt mich sehr; und wenn so etwas geschieht, beginnt man über manches tiefer nachzudenken. Warum sind wir nie zufrieden mit dem, was wir haben? Wir wissen doch gar nicht, wie lange die Freude dauern wird. Wir müssen lernen, die Chance zu nutzen, solange wir sie haben.

Es ist sehr traurig, dass Gott die Menschen von uns nimmt, die uns etwas lehren können. Aber vielleicht will er sie für sich selbst haben?

Manchmal glaube ich, dass uns die allgemein menschlichen Gefühle zum Frieden führen, dass sie unsere Gedanken auf den Weg des Friedens bringen werden. Was wird uns vermittelt, wenn wir andere leiden sehen? Warum sind wir Menschen so egoistisch? Das alles frage ich mich oft selbst, habe aber noch keine Antworten gefunden. Es schmerzt mich, wenn ich sehe, dass auch ich so bin.

Eins muss ich noch sagen: Gottes Gesetze werde ich niemals begreifen! Und ich glaube auch kein anderer Mensch. Aber das Leben muss weitergehen.

Alka Ohri

»Sie muss recht klug sein, glaube ich.«

»Viele werden an dich denken, wenn sie ihre Zeilen lesen.«

»Weshalb?«

»Das brauche ich dir, glaube ich, nicht zu erklären. Eins aber kann ich dir sagen: Es gibt mehr Menschen als du meinst, die dich sehr vermissen werden.«

»Du wirst mich wohl vermissen.«

»Ja, das werde ich. Aber ich habe es gut, weil ich viel mit dir reden durfte.«

»Wenn du nichts von mir gewusst hättest, hättest du mich nicht vermisst. Dann brauchtest du nicht um mich zu trauern, wenn ich sterbe.«

»Wenn wir niemals Trauer empfänden, hätte das Leben keine Fülle. – Findest du es schmerzlich, so viele Briefe zu hören von Menschen, die trauern?«

»Es ist nicht immer einfach. Ich will sie aber trotzdem vorgelesen bekommen. Denn wir haben so viel Spaß miteinander, und wir sollten daran denken, dass da andere sind, die leiden.«

Lieber Morten!

Ich bin sehr traurig. Vor zweieinhalb Jahren starb meine Freundin. Es ist sehr lange her, aber ich kann sie nicht vergessen. Sie starb zwei Tage vor den Sommerferien. Was kann ich tun, um sie zu vergessen?

Trauriges Mädchen aus Oslo

»Wir können wohl keinen Toten vergessen? Sollen wir überhaupt versuchen, sie zu vergessen? Das glaube ich nicht. Selbst wenn es traurig ist, müssen wir an sie denken. Ich hoffe jedenfalls, dass jemand an mich denken wird, wenn ich tot bin.«

»Das versteht das traurige Mädchen sicherlich auch. Es tut ihr nur so weh, wenn sie immer wieder an die Freundin denkt, die sie verlor. Wir dürfen nicht vergessen, sondern müssen lernen, weiterzuleben und uns über unsere guten Erinnerungen zu freuen.

An Simon.

Vor einem Jahr und vier Monaten starb meine große Schwester. Sie war viel krank gewesen. Als sie 14 wurde, lag sie im Krankenhaus; da wünschte ich mir von dir einen Kranzkuchen für sie. Und den bekam sie! Aber es gelang den Ärzten nicht, sie gesund zu machen, und ein halbes Jahr nach ihrem Geburtstag starb sie. Ich war wütend, traurig, enttäuscht. Aber eins weiß ich: Nie, niemals werde ich die liebste große Schwester vergessen, die es je gab.

Vibeke, 12 Jahre

Lieber Morten!

Ich habe selbst großes Leid erlebt, als ich 10 Jahre alt war. Eine gute Freundin meiner Familie starb an Krebs. Ich hatte sie schrecklich gern gehabt und nahm es sehr schwer. Ich konnte plötzlich anfangen zu weinen, besonders wenn ich ruhige, melodiöse Lieder hörte. Mit Worten lässt sich gar nicht beschreiben, wie sehr ich sie vermisste, denn ich war ganz besonders mit ihr verbunden gewesen. Über alles zwischen Himmel und Erde konnten wir miteinander sprechen und albern, und wenn sie über Nacht bei uns blieb, kroch ich morgens immer zu ihr ins Bett zum Kuscheln.

Es tut weh, davon zu schreiben, auch jetzt noch, so viele Jahre später. Alle Erinnerungen kehren zurück, und ich empfinde ein sehnsüchtiges Ziehen. Wie schön wäre es, sie berühren zu können, sie zu umarmen und ihr zu sagen, wie lieb ich sie immer noch habe. Es wäre so gut, sie jetzt in der Teenagerzeit bei mir haben zu können.

Wir sollen ja auch die Toten nicht vergessen. Wir sollen im Alltag an sie denken. Ruhige Melodien zu hören, schmerzt mich noch immer. Die Tränen kommen leicht, doch es tut gut, meinen aufsteigenden Kummer hinausweinen zu können. Wir sollen also das Leid und die Toten nicht vergessen, sondern lieber an sie denken und vielleicht auch mal um sie weinen.

Heidi, 16 Jahre

Kjære Morten.

Håper det går bedere med deg. Tenker du på Gud eller Jesus noen ganger. det gjør jeg. Jeg er kristen. Jeg håper du får mye mat og drikke på sykehuset av sykepleierne.

Hilsen Andrew 9 år.

14

»Ist es dir nicht unangenehm, so viele Briefe über Trauer vorgelesen zu bekommen?«

»Ich finde es schön. Denn auch ich habe einen Kummer, an den ich ziemlich viel denke.«

»Einen Kummer, weil du sterben wirst?«

»Nicht so sehr deswegen. Ich sorge mich um Mama und Papa, weil mein Tod ihnen wehtun wird.«

»Es wird vielen nicht leicht werden, aber am schmerzlichsten wird es für deine Eltern sein.«

»Vielleicht wird es ihnen gut tun, das lesen zu können, was du in dem Buch schreibst. Wenn Mama und Papa abends hier sind, sprechen wir oft darüber, dass es nun nicht mehr lange hin ist, bis ich fort sein werde. Es ist traurig, so zu reden, aber auch wieder schön. Sie sagen, es sei wichtig, miteinander darüber zu sprechen, und finden es auch wichtig, dass sie darüber sprechen, wenn ich nicht mehr hier bin.«

»Du hast kluge Eltern, Morten.«

Lieber Morten!

Hoffentlich geht es dir besser. Denkst du manchmal an Gott oder Jesus? Ich tue es. Ich bin Christ. Ich hoffe, du bekommst im Krankenhaus von den Pflegern viel zu essen und zu trinken.

Viele Grüße, Andrew 9 Jahre

»Das habe ich auch schon herausgefunden. Sie sind ja erwachsen.«

»Aber was das Leid betrifft, besteht kaum ein Unterschied zwischen Erwachsenen und Kindern. Das Gefühl ist, glaube ich, dasselbe. Vielleicht haben die Erwachsenen mehr Geschick, die Trauer von sich zu schieben. Manche Kinder tun das auch, wenn es allzu wehtut.«

Hallo Morten!

Ich finde es schön, dass wir über Trauer schreiben und sprechen. Meine Mutter starb, als ich fünfeinhalb Jahre alt war. Jetzt bin ich zehn.

Als meine Mutter starb, begriff ich nicht so viel davon und gewöhnte mich schnell daran, dass nur Papa zu Hause war. Zu der Zeit war ich viel allein. Ich hatte keine Freunde, die mich bedauerten. Deshalb kam ich leicht über die Trauer hinweg.

Ein halbes Jahr nach Mamas Tod, vielleicht auch etwas später, zogen wir um. Da änderte sich alles. Anfangs war ich schüchtern den anderen Kindern gegenüber, aber jetzt habe ich viele Freunde. Ich bin nun nicht auf dieselbe Weise traurig, wie wenn man wirklich trauert; das merkte ich, als meine Urgroßmutter starb. Doch kann ich dieses leere Gefühl in mir nicht loswerden. Was ist das?

Jemand sagte, wir sollen die Toten in Erinnerung behalten. Ich glaube, wir empfinden sie anders, wenn wir an sie denken als an Menschen, die eben fort sind. Wenn es wehtut, an Mama zu denken, ist es auch mal gut, sie zu vergessen; das versuche ich dann. Manchmal ist es auch gut, jemanden zu haben, mit dem ich über sie sprechen kann.

Viele Grüße, K.

Lieber Morten!

Mittwoch, den l. März 1995 starb mein kleiner Bruder. Mein Brüderchen starb, und ich glaubte, es wäre für immer fort. Das Seltsame aber ist, dass ich es nun nicht mehr glaube, denn er lebt in meiner Erinnerung weiter. Erinnerungen können zu jeder Zeit und überall auftauchen, gute und traurige.

Es war so, als hätte mich jemand auf den Kopf geschlagen und ich säße am Boden, wackelte mit dem Kopf und wunderte mich, warum es nicht wehtut. Als es endlich anfing wehzutun, war es nicht schmerzhaft genug, gemessen an meinem Wunsch, wie sehr es wehtun sollte. Es ist jetzt schwer zu leben, doch weiß ich, dass niemandem damit gedient wäre, wenn aus einem Schicksalsschlag zweie würden. Ich werde immer zwei Brüder haben – einen der in meinem Herzen lebt, und einen, der lebt.

Der Krankenhauspfarrer sagte zu uns: Es ist wichtig zu wissen, dass man nicht über den Tod selbst trauert. Trauer hat nichts mit dem Tod zu tun; man trauert, weil man geliebt hat. Die Trauer ist da, weil man einen geliebten Menschen verloren hat.

Signe, 18 Jahre

Lieber Morten!

Ich hatte einen Bruder, aber der starb an meinem Geburtstag. Da war er drei Jahre alt. Er starb an Hirnhautentzündung. Beinahe alle Menschen haben Angst, über solche Dinge zu sprechen, weil sie fürchten, man würde davon sehr traurig werden. Aber es tut gut, darüber sprechen zu können, anstatt es in sich verschlossen zu halten.

Toni, 13 Jahre

»Ich habe jedenfalls keine Angst davor, darüber zu sprechen. Findest du, ich rede zu viel davon?«

»Ich wollte dich gerade genau das Gleiche fragen.«

»Da siehst du's: Wir denken ungefähr dasselbe und reden gerade richtig viel darüber. Jetzt muss ich ein wenig schlafen, denn ich bin so schnell erschöpft. Das ist nicht so schlimm, weil ich viel Schönes träume, wenn ich schlafe. Früher hatte ich oft hässliche Träume; zum Beispiel, dass ich allein war und jemand hinter mir herkam, um mich zu fangen. Es gab keinen, der mir half, ich rannte bloß und rannte und wusste nicht, wo ich mich verstecken sollte. Wenn ich dann aufwachte, versuchte ich wach zu bleiben. Ich hatte solche Angst davor, wieder einzuschlafen, wegen der grässlichen Träume.«

»Hast du jetzt keine solchen Träume mehr?«

»Jetzt träume ich meist, wie ich mit Mama und Papa zusammen bin. Das sind schöne Träume. Und wenn ich aufwache, sitzt immer Mama oder Papa neben mir. Du kannst aber noch gut ein Weilchen vorlesen; du weißt ja, ich höre doch alles.«

»Dann will ich etwas lesen, was mir Waqas Tahir schrieb; er geht in die 5. Klasse der Huseby-Schule in Oslo. Als er fünf Jahre alt war, kam er von Pakistan nach Norwegen. Heute ist er elf Jahre, genau wie du.«

Hallo Morten!

Im Leben gibt es viel Leid. In meinem Leben hatte ich bestimmte Erlebnisse, von denen ich noch immer einen dicken Kloß in den Hals bekomme. Das kennst du vielleicht auch.

Leid kann jeder sehen, darüber lesen oder es selbst erleben. Da lässt sich oft nichts anderes tun als weinen.

Es ist ein großer Schmerz, der dich sauer, traurig, ja sogar krank machen kann. Wenn jemand aus deiner Familie stirbt, kriegst du einen dicken Kloß in den Hals, scheußliche Wellen durchziehen den Bauch, und das Herz wird zusammengepresst. Leid macht deine Augen rot und lässt die Tränen laufen. Trauer kann dich schwindelig und »müde« machen.

Wenn ein Krieg zu Ende geht, gibt es viel Trauer (und natürlich auch während des Krieges). Es heißt, gegen Trauer kann man nichts machen. Oder vielleicht doch? Warum gibt es so viel Leid? Das kann ich nicht recht verstehen. Man kann sicher viel tun, dem Leid ein Ende zu machen. Es gibt allerdings auch Leiden, die ewig währen; die hat man in seinen Gefühlen. Sie lassen sich nicht abstellen, da kann man machen, was man will.

Mein Leid lässt sich vielleicht ändern. Aber irgendwie trau ich mich nicht; ich habe zu große Angst davor. Vielleicht tu ich es, wenn ich älter bin.

Es ist schwer die Trauer zu ertragen. Eines Tages platzt sie. Und dann bin ich befreit, nicht bloß von ihr, sondern von allen andern Sorgen auch. Doch bin dann nur ich frei, das ist vielleicht ungerecht.

Ich wäre gern an einem Ort, wo es kein Leid gibt. Vielleicht ist aber nur der Tod ein solcher Ort. Leiden in den Gefühlen können nie aufhören. Gefühlsleiden sind für mich das Schlimmste, was ich kenne. Trauer zerschlägt das Herz.

Hat Gottes Schöpfungstat einen Sinn, wenn es so viel Leid auf der Welt gibt?

So fragt Waqas.

Jetzt schläft Morten. Ich sitze eine Weile still und betrachte ihn. Er atmet ruhig, lächelt hin und wieder im

Schlaf. Seine Eltern kommen herein, wir sitzen ein paar Minuten ohne etwas zu sagen. Plötzlich öffnet Morten die Augen. »Hei, sitzt ihr alle hier?« Dann schläft er wieder ein.

In der Osternacht nahm ich mir ein paar Stunden frei vom Computer und ging zum Mitternachtsgottesdienst im Osloer Dom. Um halb eins schwärmten Hunderte von Menschen mit brennenden Kerzen in den Händen hinaus in die Dunkelheit auf den Stortorg. Wir sangen »Ehre sei Dir, Herr über des Todes Macht!«

Osterdienstag bin ich bei Morten.

»Jetzt ist das Buch fertig. Ich habe alles dabei. Nun müssen deine Eltern es lesen und dir dann alles vorlesen. Sagt mir Bescheid, falls es etwas gibt, das wir ändern müssen. Ich verspreche euch, es geht nichts in den Druck, was ihr nicht drinhaben wollt.

Da ist noch eine Sache, nach der ich dich fragen wollte. Svein, der schrieb und erzählte, er habe sich entschlossen weiterzuleben, als er deinen Brief las, der wollte dich doch gern besuchen; hast du mit deinen Eltern darüber gesprochen?«

»Sie sagen, es sei schön, wenn er kommen möchte. Und ich finde, es passt jetzt gut.«

Svein kommt. Er gibt Morten die Hand, begrüßt ihn und setzt sich etwas vom Bett entfernt auf einen Stuhl. Er sagt nichts; ich sehe Tränen in seinen Augen. Es ist Morten, der redet, nachdem einige Minuten vergangen sind:

»So siehst du also aus, du, der Svein heißt.«

»Ja.«

»Der Brief, den du geschrieben hast, war schön.«

»Deiner auch.«

Sie sagen nichts weiter. Svein sitzt eine Weile still, dann steht er auf.

»Ja, alles Gute Morten. Tschüss.«

Ich begleite Svein hinaus. Wir stehen vor dem Haus.

»Ich hätte nicht gedacht, dass er so schlecht aussieht.«

»Er ist ja schon ein ganzes Jahr lang krank.«

Mortens Vater kommt hinaus auf die Treppe.

»Morten fragt, ob ihr noch einen Moment wieder hereinkommen könntet. Er möchte euch etwas fragen.«

Wir gehen hinein; nur wir drei sind da. Svein geht zum Bett. Morten schaut ihn an und lächelt.

»Simon hat versprochen, dass er mich taufen wird. Er wird hoffentlich halten, was er versprochen hat.«

»Das tun nicht alle. Aber wenn er es gesagt hat, dann ...«

»Ich dachte mir, wenn wir es tun, könntest du vielleicht kommen und dabei sein. Mama hat gesagt, es ist üblich, dass ein Pate dabei ist.«

»Dachtest du, ich soll dein Pate sein?«

»Genau das dachte ich. Wenn es dir recht ist.«

»Für mich ist es in Ordnung. Wenn es deinen Eltern recht ist.«

»Das ist es. Ich habe mit ihnen gesprochen. Wir reden hier in der Familie jetzt über alles. Sie sagen, es sei das erste Mal, dass sich jemand seinen Paten selbst aussucht. Aber sie hätten selber keinen besseren wählen können.«

Jetzt ist Morten getauft. Die Briefe strömen weiterhin.

Markus Treichler (Hrsg.)

Biographie und Krankheit

Wendepunkte im Lebenslauf

mit Beiträgen von J. Reiner, M. Treichler, A. Kuck, P. Bavastro, M. Komp, M. Quetz

212 Seiten, gb.

Krankheiten haben ihre individuelle Bedeutung im Lebenslauf des einzelnen Menschen. Sie treffen uns ungewollt und ungeplant. Sie kommen, weil wir sie brauchen, weil wir durch sie Erfahrungen machen, etwas ausgleichen, nachholen oder vorbereiten können.
Liegt der Sinn von Krankheiten vielleicht in der Zukunft, in dem, was wir durch sie werden können? Und kann uns diese Sicht dazu führen, anders mit unserem Kranksein umzugehen?

Den Sinn des Todes fassen

Mut zur Begleitung Sterbender

120 Seiten, gb.

Im Unterschied zu früheren Zeiten wird der Tod, dieses wichtigste individuelle Ereignis, heute weitgehend verdrängt. Warum wollen wir vom Tod nichts wissen, warum fürchten wir uns davor, seinem Anblick standzuhalten? Warum sind wir so schwer dazu bereit, nahe stehenden Menschen in diesen Stunden beizustehen?

VERLAG URACHHAUS